DU MÊME AUTEUR, AUX ÉDITIONS LEDUC.S

15 minutes par jour pour un nouveau corps, avec Raphaël Gruman, 2016.
Maigrir avec le régime ventre plat, c'est malin, 2016.
Ma bible brûle-graisses, 2015.
Mes petites recettes magiques détox, avec Catherine Dupin, 2011.

DÉCOUVREZ SA BIBLIOGRAPHIE COMPLÈTE :
www.editionsleduc.com/anne-dufour

Retrouvez-la sur son blog ***biendansmacuisine.com***

Maquette : Sébastienne Ocampo
Illustrations : Fotolia, Sébastienne Ocampo (p. 144, 145 et 163) et Corine Delétraz à partir de la page 115

Deuxième impression (mars 2016)
17, rue du Regard
75006 Paris – France
ISBN : 979-10-285-0041-2
ISSN : 2425-4355

C'EST MALIN
POCHE

ANNE DUFOUR

MAIGRIR ENFIN ! AVEC LE RÉGIME BRÛLE-GRAISSES

Inclus : supplément brûle-graisses aquatique + 1 recette green smoothie détox (voir p. 192)

LEDUC.S ÉDITIONS

SOMMAIRE

SAVEZ-VOUS BRÛLER VOS GRAISSES ?

Pour le savoir, répondez à ces 5 questions.

① Je peux sauter un repas sans en ressentir spécialement d'effets (pas de fatigue, de mauvaise humeur, d'agressivité).
❒ Oui (1)
❒ Non (0)

② Je peux partir courir le matin à jeun, avant de petit-déjeuner, sur une petite distance (moins de 3 km) sans que cela me pose de problème.
❒ Oui (1)
❒ Non (0)

③ J'ai des coups de barre, des sueurs, des vertiges, si je n'ai pas mangé depuis plus de 4 heures.

❒ Oui (0)

❒ Non (1)

④ Je peux éventuellement me passer de manger pendant au moins 12 heures. Par exemple un mini-jeûne est facile pour moi.

❒ Oui (1)

❒ Non (0)

⑤ Si je fais plus d'une heure de sport, je dois impérativement consommer des barres ou gels énergétiques.

❒ Oui (0)

❒ Non (1)

Calculez le nombre de points obtenus et découvrez page suivante si votre corps brûle facilement ou non.

Entre 0 et 1 point – Ouh là là, vous êtes du genre à grogner si l'heure du déjeuner est dépassée de 1 minute. Le rayon « sucré » du supermarché exerce une puissante attraction sur votre être tout entier. Le régime brûle-graisses va vous faire beaucoup de bien en modifiant les habitudes métaboliques de votre corps. Vous allez apprendre à développer votre aptitude à brûler les graisses.

Entre 2 et 3 points – Vous savez brûler les graisses, mais cela vous demande des efforts, vraiment. Et vous n'êtes pas à l'aise à l'idée de partir pour une journée « dehors » par exemple (« on va manger où ? à quelle heure ? quoi ? »). Avec le régime brûle-graisses, vous allez développer cette capacité, que vous n'auriez jamais dû perdre.

Entre 4 et 5 points – Votre corps brûle quasi indifféremment les sucres et les graisses, c'est bon signe ! Vous allez avancer vite vers votre objectif.

Chapitre 1

Le régime brûle-graisses mode d'emploi

COMMENCER PAR LE COMMENCEMENT

Vous voulez brûler vos graisses. D'accord. Mais lesquelles, et pour quoi faire ? Dans quel but, cela, on le sait : pour maigrir. Mais votre corps, lui, ne voit pas les choses de la même façon. Il brûle des graisses non pour vous faire maigrir, mais parce qu'il a besoin de les brûler pour accomplir une tâche. Par exemple :

- fabriquer de l'énergie, de la chaleur ;
- procurer du carburant ;
- construire du muscle...

Ce système brûle-graisses est comparable à une chaudière magique dans laquelle on mettrait des graisses qui en ressortiraient transformées en autre chose. Il est à la fois très performant et extrêmement économe. En effet, tandis que nous avons tendance à jeter et à gaspiller, lui recycle, récupère, réutilise d'une manière ou d'une autre. Alors brûler des graisses pour rien, autant vous dire que ce n'est pas dans sa philosophie. Il va donc falloir lui donner de bonnes raisons pour cela, sinon il ne brûlera rien du tout.

Vous, des bonnes raisons, vous en avez plein.

10 BONNES RAISONS DE SUIVRE UN RÉGIME BRÛLE-GRAISSES

Perdre de la graisse, donc du poids ET du volume, c'est bon pour plein de choses.

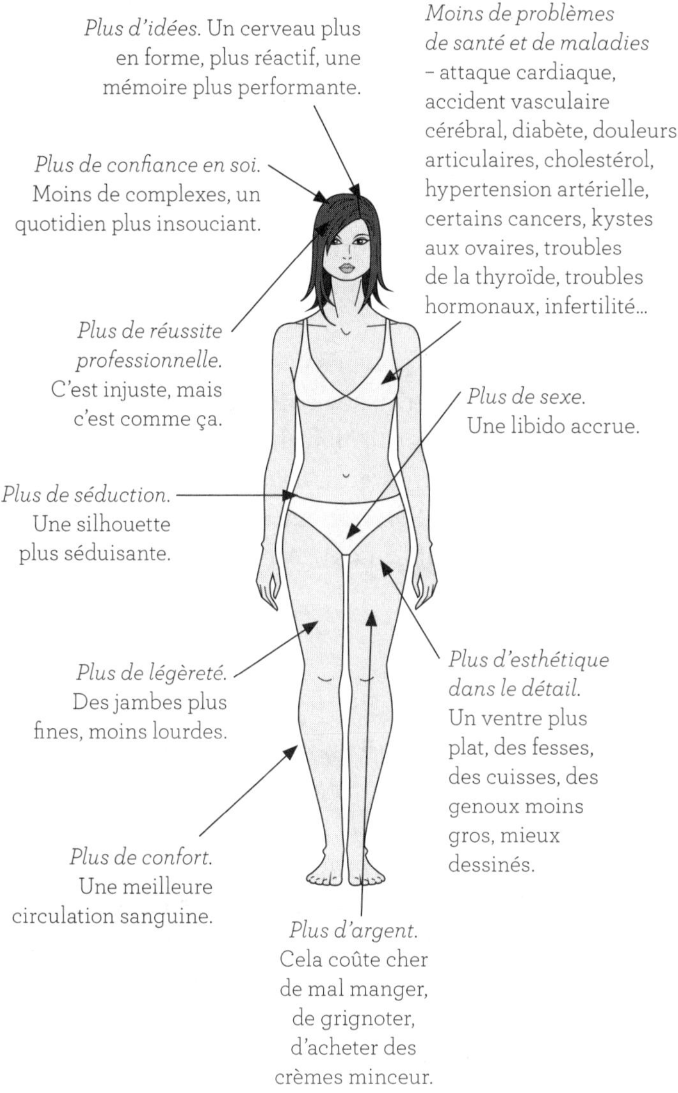
Plus d'idées. Un cerveau plus en forme, plus réactif, une mémoire plus performante.
Moins de problèmes de santé et de maladies – attaque cardiaque, accident vasculaire cérébral, diabète, douleurs articulaires, cholestérol, hypertension artérielle, certains cancers, kystes aux ovaires, troubles de la thyroïde, troubles hormonaux, infertilité...
Plus de confiance en soi. Moins de complexes, un quotidien plus insouciant.
Plus de réussite professionnelle. C'est injuste, mais c'est comme ça.
Plus de sexe. Une libido accrue.
Plus de séduction. Une silhouette plus séduisante.
Plus de légèreté. Des jambes plus fines, moins lourdes.
Plus d'esthétique dans le détail. Un ventre plus plat, des fesses, des cuisses, des genoux moins gros, mieux dessinés.
Plus de confort. Une meilleure circulation sanguine.
Plus d'argent. Cela coûte cher de mal manger, de grignoter, d'acheter des crèmes minceur.

12 AUTRES EXCELLENTES RAISONS DE VOUS Y METTRE DÈS AUJOURD'HUI

1. C'est bon, vraiment bon !

Oubliez les poudres protéinées immangeables et les régimes sévères destinés à « faire fondre ». Ils ne font fondre que vos muscles, votre bonne humeur et votre plaisir à passer à table. Le vrai régime brûle-graisses consiste à mettre au menu de bons petits plats, mais en respectant des ratios protéines/graisses/sucres. Donc, vous allez manger différemment, certes (sinon vous n'en seriez pas là), mais pas moins bon, oh non !

2. C'est sain !

Si vous avez ce livre en main, c'est que d'une manière ou d'une autre, vous n'avez pas fait ce qu'il fallait pour rester mince. Vous avez accumulé les graisses sous forme de bourrelets. Et ce, probablement pour 3 raisons principales : vous avez mangé trop de sucres et/ou d'aliments à IG (index glycémique) élevé + vous n'avez pas eu une activité physique suffisante ces derniers mois/dernières années + vous êtes sujette au stress, à l'anxiété, vous n'êtes presque jamais détendue. Le régime brûle-graisses répond à chacun de ces 3 points stocke-graisses.

3. C'est efficace rapidement !

Si vous suivez tous nos conseils, vous aurez perdu 1 taille d'ici 2 à 3 semaines. Si vous n'en suivez qu'une partie, cela devrait prendre un peu plus de temps. Mais avouez qu'être vous en plus mince d'ici 1 mois environ, c'est une perspective alléchante.

4. C'est facile et ça ne coûte pas plus cher que de mal manger !

Acheter des aliments basiques, nature, sains, ne coûte pas plus cher que d'acheter des produits manufacturés gras, sucrés, salés avec plein d'additifs, et pas si bons que ça (parfois même franchement immondes).
Il faut juste sortir de ses mauvaises habitudes, et nous savons que c'est le plus difficile !

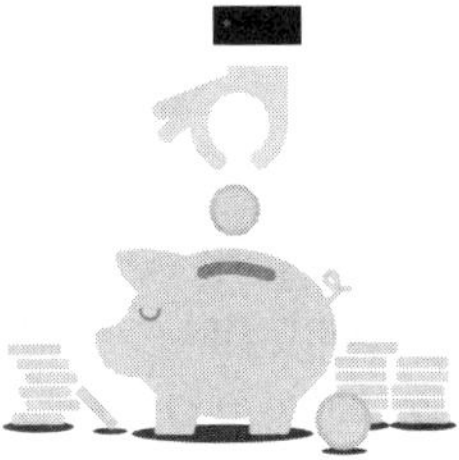

5. Vous n'aurez pas faim du tout !

Le régime brûle-graisses est conçu pour « caler », non pour que vous ayez les crocs toute la journée. En augmentant la quantité d'aliments riches en protéines, en fibres ou en d'autres molécules naturelles coupe-faim, vous mangerez naturellement moins de calories, mais plus de composés apaisants pour l'estomac.

6. Vous allez perdre du poids… mais gagner des muscles !

Le régime brûle-graisses est conçu pour perdre des graisses. Certainement pas du muscle, au contraire, vous allez même en fabriquer !

7. Vous serez plus belle !

On ne va pas vous faire un dessin, perdre 4 ou 5 kg se remarque tout de suite et les compliments de vos amis, collègues ou proches vous donneront envie de poursuivre sur cette voie si vous en avez besoin.

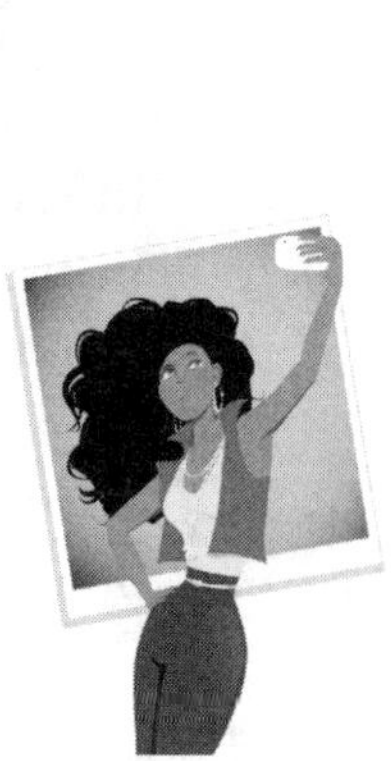

8. Vous allez gagner de l'argent !

Plutôt que de passer des heures de votre vie, assise devant un ordinateur, à travailler pour acheter des pilules miracles inefficaces, et si vous consacriez plutôt un peu plus de temps à une activité physique agréable ? En plus, cette stratégie sera efficace tandis que celles des pilules, non. Et enfin, vous pourrez employer votre argent sauvegardé à des achats nettement plus intéressants, comme des bonnes choses à manger (si, si !), des jolies petites robes ou chemisiers que vous n'osiez même plus regarder dans les boutiques.

9. Vous dormirez comme un loir !

Si vous êtes en surpoids ET insomniaque, le régime brûle-graisses est un bon moyen de retrouver le sommeil. Trop de kilos perturbent l'organisme aussi la nuit.

Et favorisent les ronflements, donc votre conjoint va, lui aussi, mieux dormir, quelle magie !

10. Vous serez plus souriante et de meilleure humeur !

Perdre des bourrelets, voir son ventre s'aplatir de jour en jour renforce l'estime de soi. Le régime brûle-graisses, très efficace, ne vous laissera pas sur un échec : vous allez brûler vos graisses et ne pas les reprendre. Mais ce n'est pas tout. Le choix des aliments brûle-graisses est également important pour votre mental : sans même y prêter attention, vous allez consommer plus de composants favorisant les neurotransmetteurs de la joie de vivre et du dynamisme dans votre cerveau. Youpi !

11. Vous aurez une plus jolie peau, de plus beaux cheveux !

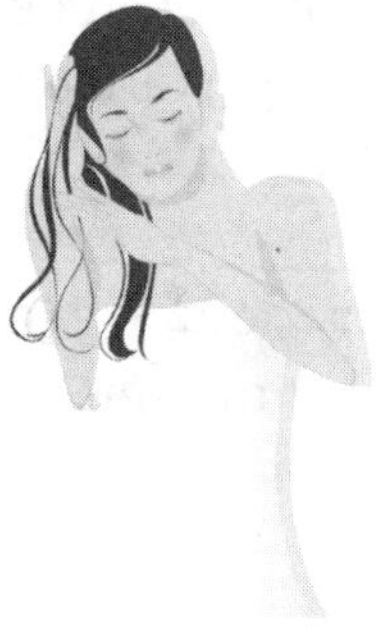

Brûler les graisses mais avoir la peau terne et le cheveu dévitalisé pour cause de déficiences alimentaires, non merci. C'est le cas avec la plupart des régimes faibles en calories ou farfelus, trop restrictifs. Rien de tout cela ici, au contraire : des bonnes graisses pour une peau souple, des antioxydants pour un joli teint, du soufre pour des cheveux en forme... un vrai soin de beauté, ce régime brûle-graisses !

12. Vous serez en bien meilleure santé !

Cela va sans dire, mais une petite piqûre de rappel ne nuit pas. Le surpoids est mauvais pour la santé et ce sur tous les plans. Surtout la « mauvaise graisse » présente dans votre corps, autour des organes vitaux comme le cœur et le foie. Par exemple détaillons cette dernière : qui dit « gros ventre » dit en réalité « trop de graisses dans le ventre », tout spécialement dans le foie. Problème : cette graisse-là n'est pas inerte, ce n'est pas comme un simple bourrelet « moche ». Elle envoie des signaux inflammatoires qui perturbent le fonctionnement de divers organes et dérèglent le mécanisme hormonal fin, chargé de nous maintenir en bonne santé. En plus elle nous fatigue et nous incite à la flemme, exactement comme si nous étions malades ou blessés. Résultat : on n'a pas envie de se bouger et on aggrave son cas. La graisse qui se dépose autour du cœur (voire dedans) n'est guère plus avenante et augmente le risque de faire un accident cardiaque.

Protection cardiaque, anticancer, antidiabète et anticholestérol, amélioration du confort digestif et du transit intestinal, meilleur équilibre acido-basique, prévention antidouleurs notamment articulaires : le régime brûle-graisses, c'est aussi tout cela, et encore bien d'autres choses bonnes pour votre santé, et pas seulement une belle silhouette.

MANGER BRÛLE-GRAISSES

Voilà, vous êtes motivée. Pour parvenir à vos fins, une véritable stratégie s'impose. Il n'est pas question de faire n'importe quoi, vous ne tiendrez pas 3 jours. Vous partez en guerre, ne sous-estimez pas l'ennemi. Vous avez mis des années à accumuler ces bourrelets, ce n'est pas en un week-end de stage intense d'aquazumba qu'ils vont s'envoler. Vous êtes plus maline que cela !

L'alimentation joue un rôle primordial pour différentes raisons.

① *Certains aliments sont plus faciles à brûler* que d'autres, une fois digérés.

② *Certaines molécules alimentaires aident à stimuler le métabolisme,* c'est-à-dire votre « machine personnelle à brûler » ; c'est le cas de la caféine, que l'on trouve en grande quantité et pour zéro calorie dans le thé et bien sûr le café.

③ *D'autres aident à dégrader les graisses* stockées pour stimuler leur élimination.

④ *Les rythmes et biorythmes* sont également à prendre en considération. Certaines heures sont plus propices à la digestion, d'autres à l'activité physique brûle-graisses. Autant en profiter, c'est plus malin !

BOUGER BRÛLE-GRAISSES

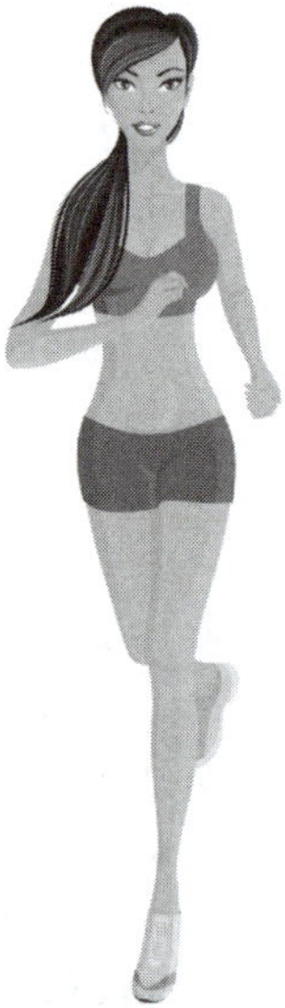

Maintenant, le processus « brûle-graisses » proprement dit. Ne prêtez pas attention aux produits (pilules...) estampillés « brûle-graisses » : aucun ne fonctionne si, en plus, vous ne bougez pas. Certains d'entre eux facilitent effectivement la mobilisation des graisses c'est-à-dire leur extraction des cellules graisseuses. Mais si dans les minutes ou heures qui suivent vous n'avez pas une activité physique, elles retourneront se loger bien sagement et douillettement où elles étaient, c'est-à-dire dans leurs cellules graisseuses. Comment ça marche ? Lorsque vous courez, nagez ou pédalez, vos muscles ont besoin d'énergie pour accomplir les gestes que vous leur demandez. Ils réclament alors auprès des cellules graisseuses, qui stockent l'énergie sous forme de calories, de transformer cette énergie stockée en carburant. Vous comprenez facilement que même si vous mangez le mieux du monde, le moins gras, le moins ceci ou cela, vous ne brûlerez pas plus de graisses que d'habitude : seul l'exercice en est capable.

Nous démarrons donc ce livre par cette affirmation claire : vous ne brûlerez pas un atome de gras si vous ne bougez pas en suivant nos conseils. Il n'est pas question de devenir champion du monde de squash ni de se lancer dans des défis d'Ironman*. Des exercices brefs mais répétés suffiront amplement, nous verrons cela au chapitre *« Bouger brûle-graisses »* (p. 89).

Pas d'inquiétude si vous détestez le sport, ce livre est parsemé de petits conseils faciles à mettre en œuvre à la maison ou au travail, des réflexes brûle-graisses à acquérir pour grappiller quelques calories ici et là, y compris pendant que vous dormez.

Une fois ce décor brûle-graisses planté dans votre vie quotidienne, vous serez dans une *dynamique* brûle-graisses. Les choses sérieuses pourront commencer et vous deviendrez une véritable « serial killeuse » de gras. Chaque seconde sera tournée, organisée en mode

* Courses comparables à des méga triathlons où les athlètes associent 5 km de natation, 200 km de vélo puis terminent par 42 km de course à pied.

brûle-graisses, vous ne laisserez aucune chance à l'ennemi. Ce système global brûle-graisses est hyper-efficace, mais si vous préférez piocher simplement des petits « trucs » isolés, libre à vous. Il y en a à toutes les pages, ou presque. Bienvenue dans votre nouvelle vie brûle-graisses !

5 PORTRAITS BRÛLE-GRAISSES : QUEL EST LE VÔTRE !

Tout le monde n'a pas la même quantité ni le même type de graisses à perdre. Par exemple le petit « matelas » de gras qui persiste, surtout chez les femmes, surtout à partir d'un certain âge, au niveau des fesses, des hanches et du ventre, est peut-être horripilant sur un plan esthétique mais il ne vous veut aucun mal sur le plan santé. Le corps rechigne à s'en débarrasser, car pour lui c'est de la « bonne réserve », utile et sans danger. En revanche, si votre graisse a élu domicile autour de votre ventre, ou qu'elle est infiltrée profondément, entoure votre foie, votre cœur, coule dans vos veines, là il faut agir, et vite. Par ailleurs, à chacun sa motivation, ses impératifs, sa capacité à modifier son alimentation, son style de vie. En fonction de votre portrait, nous vous dirigerons vers les chapitres les plus pertinents pour vous dans ce livre.

Portrait 1 – Vous avez 5 à 10 kg de trop, du gras bien visible (bourrelets), mais vous êtes super-motivée

C'est la configuration la plus courante. Un jour, vous vous dites : « Ce n'est plus possible, je dois faire quelque chose. » Ce jour-là est arrivé, et vous allez donc commencer votre programme dès demain, ou dès le week-end prochain. Vous avez compris que pour obtenir un résultat, il fallait s'organiser et modifier certaines choses dans votre vie. Cela ne se fait pas en un claquement de doigts, mais il suffit de suivre nos conseils, de remplir frigo et placards de cuisine des « bonnes choses », de mettre en place votre planning « fitness » pour que semaine après semaine vous constatiez, émerveillée, les résultats. En plus, vous vous sentirez incroyablement mieux qu'avant, et fortement motivée pour ne plus jamais retomber dans vos travers « stocke-graisses ».

Ce que vous devez faire

- Manger mieux.
- Bouger plus.
- Structurer vos journées en mode brûle-graisses du matin au soir, en intégrant chacun des conseils de ce livre.

NOTRE AVIS

Résultats garantis dès la première semaine, évidents dès la deuxième, spectaculaires dès le premier mois. **Ne lâchez rien !**

Ce que vous devez éviter

- Vous lancer dans un régime rapide.
- Vous décourager si vous êtes où vous en êtes à cause d'événements extérieurs (choc, deuil, déprime, prise de médicaments « qui font grossir ») : oui c'est un peu plus dur pour vous. Mais vous allez y arriver, il n'y a aucun doute sur ce point.

Commencez par ça

- Filez voir notre liste de courses (p. 79).
- Suivez les menus de notre programme (p. 97) et n'en déviez pas d'un iota.

Portrait 2 – Vous êtes en léger surpoids, mais superactive physiquement

C'est la meilleure configuration ! Pour la santé, mieux vaut être un peu joufflue mais « sportive » que mince mais inactive. Certes, vous avez trop de graisses dans votre corps, et certes, celle qui siège autour de votre ventre est quelque peu menaçante. Néanmoins, perdre une voire deux tailles, est non seulement faisable mais, en plus, relativement facile dans votre cas. À condition de modifier vos habitudes alimentaires.

Ce que vous devez faire

- Très probablement, faire plus attention à votre façon de manger, notamment aux portions.
- Modifier vos habitudes physiques avec des jours plus actifs que d'autres.

Ce que vous devez éviter

- Grignoter, picorer 3 cacahuètes « en passant », 1 carré de chocolat...
- Manger trop tard le soir.
- Consommer de l'alcool sous toutes ses formes, et des boissons sucrées aussi.

NOTRE AVIS

Si vous êtes en surpoids malgré une vie quotidienne physiquement active, c'est que vous ingurgitez probablement trop de calories d'une manière ou d'une autre, sans même vous en rendre compte.

Commencez par ça

- Allez voir les portions idéales (p. 87).
- Pour l'activité physique, structurez vos entraînements et passez en mode « casse-routine » (voir p. 30).

Portrait 3 – Vous êtes plutôt mince mais inactive, et vos bourrelets sont bien là, même s'il n'y a que vous qui les voyez lorsque vous vous déshabillez

C'est une configuration délicate. Vous avez fermé les yeux jusque-là, en faisant semblant de ne pas voir que votre corps changeait. Vous avez « de la chance » car un métabolisme génétiquement sympa maintient votre silhouette en « bon état », mais le manque de muscles vous posera problème un jour ou l'autre. Pire, vous êtes la candidate type aux graisses infiltrées, profondes, dont nous parlons p. 24.

Ces graisses, installées autour du cœur, des poumons et du foie notamment, mettent en danger votre santé.

NOTRE AVIS

Agissez sans tarder, en commençant par un bilan sanguin prescrit par votre médecin : cholestérol, triglycérides...

Ce que vous devez faire

- Bouger davantage. Sérieusement. Non seulement en étant plus active la journée, chaque jour, mais aussi en mettant le paquet le week-end.

Ce que vous devez éviter

- Croire que votre salut passera par l'assiette, une cure de jeûne ou un régime drastique quelconque. Votre problème n'est pas l'alimentation, a priori, mais le manque d'activité physique.

Commencez par ça

- Filez voir nos 36 astuces pour brûler des graisses sans faire de sport (p. 65).
- Lisez attentivement le chapitre « Bouger brûle-graisses » (p. 89).

Portrait 4 – Vous êtes en forme et vous faites attention à ce que vous mangez, mais rien à faire : vos bourrelets ne bougent pas d'un iota

Un grand classique de métabolisme bloqué. Peut-être que vous avez abusé des régimes. Quoi qu'il en soit, vous pensez faire « tout bien » et cela vous désespère de voir que votre corps ne change plus alors que, selon vos calculs théoriques, il le devrait. C'est que vous êtes en « routine » avec lui. Surprenez-le !

Ce que vous devez faire

- Boire du café ou du thé, la caféine va rebooster votre métabolisme.
- Faire plus de « cardio » et moins « d'endurance » dans vos séances de sport. En gros : plus vite, plus fort et moins longtemps... que ça transpire ! Si possible à jeun, avant le petit-déjeuner, par exemple sauter à la corde 50 fois.

NOTRE AVIS

Sortez de votre contrôle permanent sur la nourriture et l'activité physique. Les jours doivent se suivre et ne pas se ressembler. Faites la fête,

→

parfois, et profitez d'une grasse matinée, aussi, de temps en temps !

Ce que vous devez éviter

- Tomber dans l'obsession du bien manger, propre, sans additif, sans gras, sans sucre... ou dans toute logique de punition (« Je n'arrive pas à maigrir, donc pas question de manger ce carré de chocolat », « Cette huile d'olive n'est pas bio, elle va me faire grossir »...).
- Planifier un programme de marathonien pour brûler toujours plus de calories. Ce n'est pas la bonne solution !

Commencez par ça

- La « technique du rebond » (p. 78) pour relancer la machine (ah ! la thyroïde). Le programme d'activité physique « rebond » p. 92. Adaptez-le à vos propres sorties sportives en respectant bien l'idée du « fractionné », au propre (pendant votre entraînement) comme au figuré (en planifiant votre semaine brûle-graisses).
- Comparez vos listes de courses habituelles avec les nôtres (p. 79). Pas de « 0 % » ni de « faux sucre » à la maison ! On se détend, on achète des bonnes choses simples, et puis c'est tout.

Portrait 5 – Vous avez un « gros ventre »

Ce n'est pas tant que vous soyez « grosse », mais c'est surtout que vous avez un gros ventre, joliment appelé « poignées d'amour ». Ce surpoids s'installe petit à petit, parfois dès le jeune âge adulte, pour s'épanouir franchement à partir de la quarantaine, ou un peu plus tard. Pas de mystère, il résulte d'un excès de calories (solides et liquides) sur fond de manque d'activité physique. Et peut-être aggravé par le stress, la prise de certains traitements au long cours (notamment anxiolytiques ou autres).

Ce « gros ventre » génère une inflammation dite « de bas grade » et favorise divers processus générant des maladies. Il concerne souvent les messieurs. Comme il perturbe les hormones et le métabolisme, il s'accompagne le plus souvent d'un excès de cholestérol, ou de problèmes hormonaux divers (déséquilibre de l'insuline, par exemple). Pour résumer, gros ventre = risque cardiaque et de cancer fortement accru, de même que risque de développer un diabète, une hypertension, des troubles du cerveau, des douleurs... C'est le plus dangereux des surpoids. Ça, c'est pour la mauvaise nouvelle. La bonne :

c'est le surpoids le plus facile (et le plus payant) à réduire. À condition de changer radicalement de style de vie. Et ça, c'est entre vos mains.

Ce que vous devez faire

- Manger moins.
- Manger moins de sucres.
- Marcher chaque jour au moins 1 heure.
- Du running, du vélo, du tennis, ou un autre « vrai sport », au moins une fois par semaine.

NOTRE AVIS

N'attendez pas le pépin de santé pour reprendre votre corps en main.

Ce que vous devez éviter

- Le sucre en général, sous toutes ses formes.
- L'alcool.
- Le tabac.
- Les nuits trop courtes, le stress.
- Passer d'un siège à l'autre du matin au soir (chaise de petit déjeuner, siège auto, fauteuil de bureau, re-siège auto, banquette de restaurant, re-siège auto, re-fauteuil de bureau, re-siège auto, etc.).

Commencez par ça

- Limitez fortement votre consommation de sucre sous toutes ses formes. Sucre ajouté bien sûr (tous produits sucrés, sucre blanc ou brun, miel, sirop d'érable, sodas, confiture, jus de fruits, pâtisseries et douceurs) mais aussi céréales et légumes secs, dans une moindre mesure. Ce sont des concentrés d'énergie, et à moins d'être très actif physiquement au quotidien, mieux vaut les consommer avec une relative parcimonie, et pas forcément à chaque repas. Cela signifie que vous pouvez vous passer de pain, pâtes, riz, lentilles, haricots à un repas par jour au moins pour commencer : à la place, consommez davantage de poisson, viande, jambon (ou autre source de protéines), légumes verts (épinards, haricots verts, courgettes...), salade.
- Pédale douce sur le café et même le thé. Une ou deux tasses par jour suffisent amplement (évidemment sans sucre). L'eau, c'est mieux !
- Envisagez notre programme en 1 mois p. 97.

Chapitre 2

Manger brûle-graisses

Pour brûler les graisses, pas de miracle : il faut que le corps brûle ses réserves. Il y a des dizaines d'astuces et de conseils super-malins pour y parvenir. Notamment moins faire de réserves, donc bloquer les graisses à chaque étape du repas. Dans tous les cas, souvenez-vous que le corps n'est pas un sac à calories dans lequel il suffirait de mettre « zéro graisse dans l'assiette » pour au final avoir « zéro graisse dans le corps ». Ce serait trop facile et surtout, plus que dangereux : mortel. Nous avons un besoin vital de gras, ne serait-ce que parce qu'il constitue l'enveloppe de chacune des cellules de notre corps et sert à fabriquer des hormones. Cependant, étant donné que toute la graisse présente dans notre corps vient, d'une manière ou d'une autre, de notre assiette, fort logiquement, celle dont vous essayez de vous débarrasser vient également de ce que vous avez mangé. Ou omis de manger !

L'ABÉCÉDAIRE MALIN DES MEILLEURS ALIMENTS SUPER BRÛLE-GRAISSES

Les études ont montré que ces aliments possédaient de réelles aptitudes brûle-graisses. À condition de les consommer régulièrement et en quantité adéquate, suggérée dans la rubrique « Conseil de consommation ».

1. L'ail : le joker à tout faire

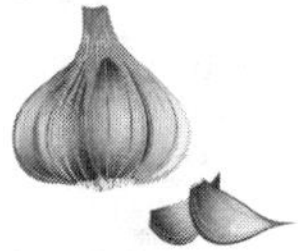

L'ail n'est pas seulement un aliment-médicament. C'est aussi un bon joker brûle-graisses car il donne du goût sans avoir besoin de recourir à du gras (calorique) ni à du sel (qui fait gonfler). En plus, il renferme de la méthionine, un acide aminé soufré au fort parfum, certes, mais qui aide le corps à se détoxifier et à se débarrasser des graisses.

➔ **CONSEIL DE CONSOMMATION :** 1 petite gousse 3 fois par semaine.

2. L'aubergine : l'éponge à graisses

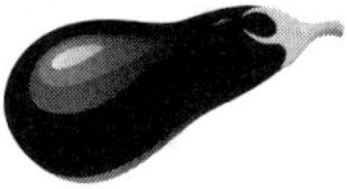

Bourrée de fibres solubles « éponges », l'aubergine siphonne une partie des graisses qu'elle rencontre dans notre appareil digestif, pour l'éliminer par les voies naturelles. À condition de ne pas préparer d'aubergine de type beignet, regorgeant d'huile, bien entendu.

➔ **CONSEIL DE CONSOMMATION :** quelques tranches par semaine.

Fibres : aspirateur et balai, le grand ménage

› Les *fibres solubles* « aspirent » mécaniquement une partie du gras qu'elles côtoient dans le tube digestif. Ainsi, elles réduisent la quantité de graisses stockées, mais aussi celle des graisses circulantes, comme le cholestérol ou →

les triglycérides. On trouve les fibres solubles dans les fruits et les légumes verts, spécialement dans ceux dispatchés au fil de vos menus brûle-graisses. Mention spéciale pour l'agar-agar et pour les shiratakis* – des pâtes de konjac type spaghettis, sans gluten et quasi sans calories, super-coupe-faim, les aliments les plus riches en fibres solubles.

› Quant aux *fibres insolubles*, présentes surtout dans les céréales complètes (blé, riz...), les légumineuses (lentilles...), les fruits secs et séchés (figues, pruneaux...) et les artichauts, elles sont nécessaires à un bon transit intestinal, garant d'un ventre plat et d'une sensation de légèreté. Un grand coup de balai digestif !

**Mes petites recettes au konjac et aux shiratakis*, Leduc.s. Éditions.

3. Le brocoli : la vitamine C en plus

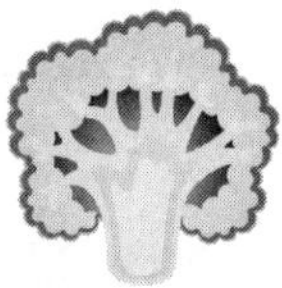

C'est l'une des meilleures sources de vitamine C sans pour autant apporter de sucre, comme le font malheureusement les fruits. Or, plus on augmente sa consommation de vitamine C, plus le tour de taille diminue... Plusieurs raisons :

grâce à elle, on dispose de l'énergie nécessaire pour bouger et avoir envie de bouger, deux choses bien différentes ! Sans vitamine C, on est raplapla et on préfère s'avachir sur le canapé, télécommande dans la main droite, bol de pop-corn au caramel à portée de la main gauche. Mieux, cette précieuse vitamine stimule notre production de noradrénaline, une hormone chargée d'extraire la graisse des capitons, ainsi que de carnitine, une molécule chargée du transport des graisses jusqu'à leur lieu de combustion. Enfin, elle joue un rôle de premier plan dans la fermeté de la peau (collagène), sur laquelle il faut garder un œil. En effet, mieux vaut éviter la peau « qui tombe » et l'aspect cellulitique, d'autant plus visibles lorsque l'on perd du poids !

De tous les choux, c'est le brocoli qui se digère le mieux. Râpez-en un peu cru sur vos salades ou croquez carrément des petits bouquets pour un max de vitamine C. Vos intestins renâclent ? Faites-le cuire vapeur.

➔ **CONSEIL DE CONSOMMATION :** 2 bouquets crus et/ou ½ tête cuite par semaine.

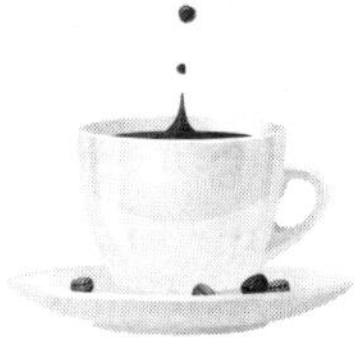

4. Le café : l'une des deux meilleures boissons brûle-graisses

L'eau hydrate mais c'est tout, et c'est déjà pas mal ! Le thé (voir p. 51) et le café, eux, grâce à leur caféine et à leurs polyphénols, fouettent le métabolisme, alors prié de brûler davantage de graisses. Évitez cependant d'en consommer après 16 heures si vous êtes sensible à la caféine, vous dormiriez mal et donc... prendriez du poids. Et pensez au café glacé, mêmes propriétés que le thé brûle-graisses détaillé à « thé » (p. 51).

➲ **CONSEIL DE CONSOMMATION :** 1 à 3 tasses (maxi) par jour, sans sucre, ni sucrette, ni lait.

Non aux sticks à boire !

Oubliez toutes les boissons prétendument brûle-graisses vendues à prix d'or sous forme de sticks divers : vous consommerez surtout des additifs et des produits chimiques, sans aucune garantie de résultat, mais avec l'assurance d'un goût douteux.

5. La cannelle : brûle-sucre, anti-stocke-graisses

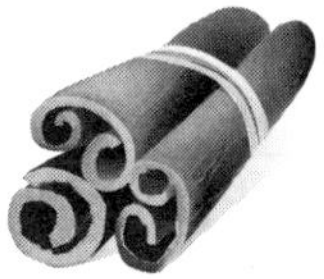

La seule épice renfermant un flavonoïde appelé HMCP, qui favorise l'utilisation des sucres par les cellules. Une aubaine pour les diabétiques, les prédiabétiques et tous ceux qui ont du mal à équilibrer leur glycémie. C'est aussi une épice étonnamment riche en fibres, puisque constituée d'écorce moulue. Et vous savez depuis la p. 37 à quel point les fibres sont brûle-graisses et indispensables pour gommer les rondeurs.
➔ **CONSEIL DE CONSOMMATION :** 1 à 2 pincées à chaque repas.

6. Le céleri : pas en rémoulade !

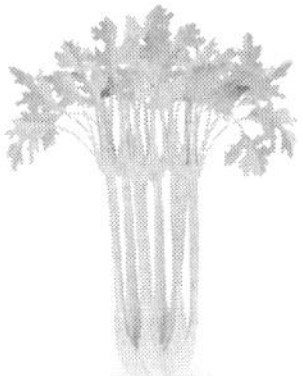

Le céleri, branche ou rave, est l'une des meilleures sources de molybdène, un oligo-élément qui aide l'organisme à convertir les sucres en énergie plutôt qu'en graisses de stockage. En plus, sa composition minérale et vitaminique favorise la production de noradrénaline, une « hormone » anti-stockage de graisses. Évitez-le cependant sous forme rémoulade, c'est-à-dire noyé dans la mayonnaise, évidemment...

➔ **CONSEIL DE CONSOMMATION :** 50 g, cru ou cuit, 1 fois par semaine.

7. Le citron : le Kärcher

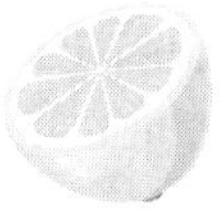

Le jus de citron facilite l'équilibre glycémique, donc régule l'appétit. Il aide aussi à maintenir l'équilibre acido-basique, crucial pour le tonus (pour bouger plus) et le processus brûle-graisses (pour brûler plus). Son zeste, riche en fibres, est intéressant dans le cadre de recettes au citron confit au sel.

➔ **CONSEIL DE CONSOMMATION :** 1 cuillère à soupe de jus à chaque repas – dans l'eau de boisson, sur la salade, le poisson...

8. Le foie : la viande la plus riche en vitamines brûle-graisses

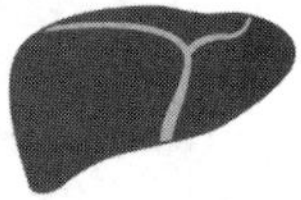

Le foie, maigre, très riche en protéines, zinc, vitamines D, A et B, est l'abat le plus recommandable en brûle-graisses. Extra-riche en chrome et en vitamine B5, c'est une viande à part. Le chrome,

« coupe-faim », favorise la stabilité de l'insuline et aide le corps à brûler le sucre plutôt que de le conserver sous forme de graisses. La vitamine B5 réduit les graisses non du tour de taille mais du sang, c'est-à-dire le cholestérol et les triglycérides.

➔ **CONSEIL DE CONSOMMATION :** 1 tranche de foie par mois.

Le chrome

Le chrome est présent dans toutes les viandes et dans tous les fruits de mer. Il y en a aussi dans la levure de bière et dans les noix et graines, mais en quantité moindre.

9. Le fromage frais ou le fromage blanc : le snack coupe-faim

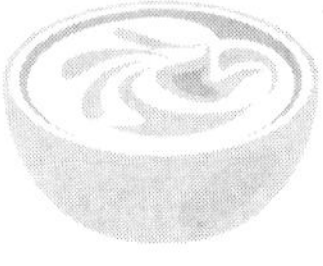

Maigre, protéiné, riche en calcium et en eau, le fromage blanc coupe davantage la faim que le yaourt, et le fromage frais, encore plus. Le calcium, notamment, aide à éliminer les graisses par les voies naturelles (selles), et

augmente le métabolisme de base, qui brûle ainsi davantage. Nous vous recommandons ceux à 3,5 g de MG/100 g (ex « 20 % ») plutôt que ceux à 0 % : presque aussi maigres mais tellement meilleurs, et vecteurs de vitamine D.
➔ **Conseil de consommation :** 3 pots par semaine.

> ***Le calcium :***
> ***une multitude de sources***
>
> On trouve le calcium dans les produits laitiers, dans certaines eaux minérales, la plupart des légumes verts (brocoli…), les amandes…

10. Les haricots secs : casse-faim

Les haricots secs calment les appétits les plus féroces. Outre leur teneur confortable en protéines et en fibres, ils sont lents à digérer, ce qui ne va pas toujours sans poser de problème, il faut bien le reconnaître. Ces petits génies stimulent, en outre, la production de l'hormone coupe-faim CCK (cholécystokinine) par les

cellules intestinales. La CCK favorise aussi la bile, donc la digestion, ça tombe bien...
➔ **CONSEIL DE CONSOMMATION :** 1 à 2 portions par semaine.

11. Les haricots verts, jaunes et les haricots plats : les légumes brûle-graisses de référence

Les haricots semblent conçus pour nous aider à perdre du poids : coupe-faim, bourrés de vitamines, savoureux, faciles à digérer, ils ont tout pour plaire. C'est surtout leur teneur en magnésium qui nous intéresse ici, car ce minéral est l'une des « petites mains » servant à brûler les graisses et à mieux supporter le stress. Objectif avoué : ne pas sauter sur la première tablette de chocolat qui se présente suite à une contrariété.
➔ **CONSEIL DE CONSOMMATION :** 1 à 3 portions par semaine.

Ne manquez jamais de magnésium !

On le trouve aussi en grandes quantités dans tous les autres légumes verts (épinards…), les herbes aromatiques, les noix et amandes, l'eau minérale riche en magnésium, le cacao/chocolat noir.

12. Le jambon : toujours un paquet d'avance au frigo

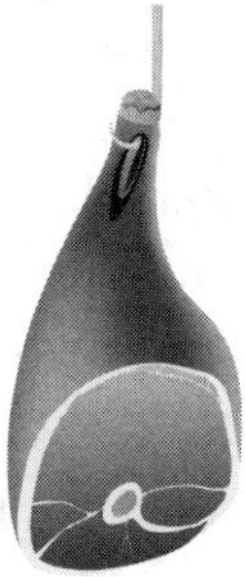

C'est LA viande qui ne réclame aucune préparation ; peut se consommer au petit-déj, déjeuner ou dîner ; sert de snack en cas de petite faim ; se glisse entre deux tranches de pain dans un sandwich... Pauvre en gras, riche en protéines, super-riche en vitamine B1 (qui transforme le gras en énergie, donc brûle les graisses !), tout ce qu'on aime. À la condition *sine qua non* d'acheter du jambon supérieur, de préférence découenné, de préférence moins salé (c'est écrit en gros sur l'étiquette).

➔ **CONSEIL DE CONSOMMATION :** 1 à 3 portions par semaine.

13. Les lentilles : un pack protéines/fibres/molybdène

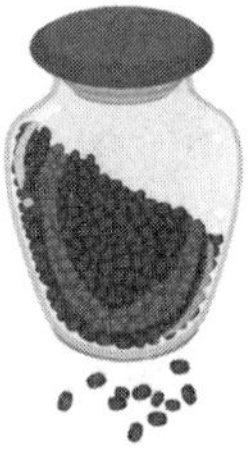

Comme tous les légumes secs, les lentilles sont des experts coupe-faim. Mais elles sont plus digestes que les autres ! Super-bonus : elles renferment du molybdène, un oligo-élément brûle-graisses. Attention quand même à ses lectines, des composés indigestes mal tolérés par certains intestins. Surtout, faites-les bien cuire.

➔ **CONSEIL DE CONSOMMATION :** 1 à 2 portions par semaine.

14. L'œuf : breakfast brûle-graisses, please !

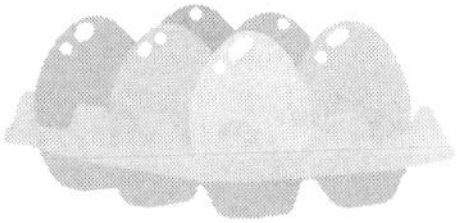

Il n'y a pas plus brûle-graisses, plus coupe-faim et plus « fabricant de muscles » que deux œufs au petit-déjeuner. Pas question d'en consommer tous les matins, certes, mais au moins une fois par semaine, c'est excellent. Pourquoi pas avec du bacon, maigre bien sûr. Préférez vos œufs coques ou au plat que brouillés, plus gras.

➔ **CONSEIL DE CONSOMMATION :** 2 œufs par prise, 1 à 3 fois par semaine.

15. Le persil : l'herbe magique aux 3 records

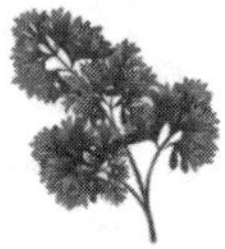

Le bon vieux persil renferme une quantité record de fer (antifatigue), correctement assimilé grâce à sa teneur non moins record de vitamine C. Avec lui, vous avez envie de chausser vos baskets. Rajoutez un troisième taux record de vitamine K, qui aide à contrôler la glycémie et l'insuline (voir la cannelle dans ce rôle également), et entrave le stockage des sucres sous forme de graisses, et vous tenez là l'herbe aromatique brûle-graisses par excellence.

➔ **CONSEIL DE CONSOMMATION :** 1 cuillère à soupe au déjeuner et au dîner (sur la salade, les crudités...)

16. Le piment (rouge, en poudre) : c'est chaud pour les graisses

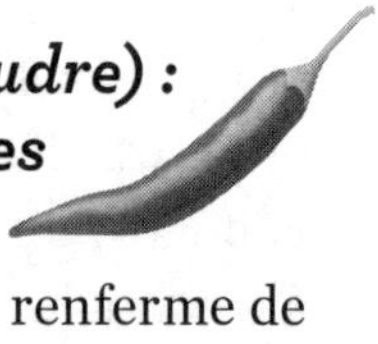

Plus il arrache en bouche, plus il renferme de capsaïcine (le principe actif piquant), plus il brûle les sucres et les graisses. Attention, n'allez pas pour autant vous faire du mal à l'estomac. Une petite pincée par-ci par-là si vous aimez, oui, mais n'exagérez pas.

➔ **CONSEIL DE CONSOMMATION :** 1 à 4 pincées par semaine.

17. Le poulet : chicken light

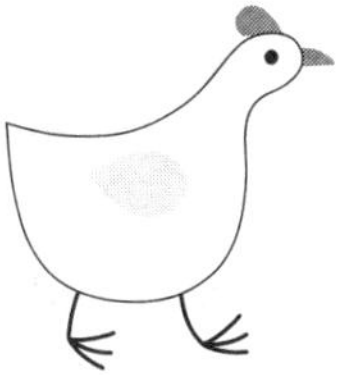

Il cale l'estomac, oblige à mâcher grâce à sa consistance dense et n'apporte quasi pas de gras pour un max de protéines. En plus, il est anticholestérol, grâce à sa vitamine B3. Votre médecin va enfin vous féliciter pour votre taux de cholestérol !
➔ **CONSEIL DE CONSOMMATION :** 1 blanc de poulet 2 fois par semaine.

18. Le pois chiche : l'ultra fibre

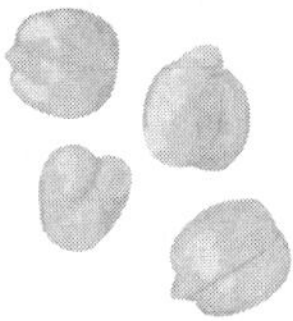

Plus riche en fibres coupe-faim ET anticholestérol (donc antigraisses dans le sang), ça n'existe pas. Revers de la médaille : tous les intestins ne tolèrent pas forcément ces pois coriaces. Rusez, préparez-les en houmous : mixés, ils passent nettement mieux. Mais restez très raisonnable en cas de douleurs inflammatoires à l'intestin, ou de maladie auto-immune.

➔ **CONSEIL DE CONSOMMATION :** 1 cuillère à soupe en apéro ou en entrée.

19. Le poisson : le nageur brûle-graisses

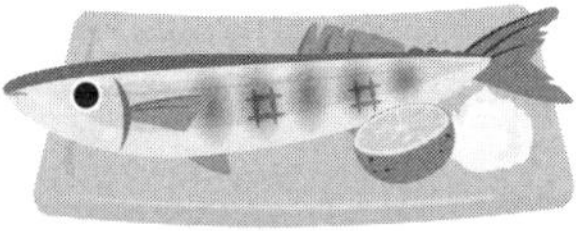

Cabillaud, colin, églefin, loup, saumon, maquereau, sardine... tous sont vos amis brûle-graisses. Ils possèdent des protéines et peu de graisses - des oméga 3, plus faciles à brûler par le corps que toute autre graisse. Ce sont d'excellentes sources d'iode, oligo-élément partenaire de la thyroïde, la glande qui détermine combien de calories doit brûler notre corps. À condition de les consommer presque nature, c'est-à-dire sans sauce « grassouille » ni en beignets ou nuggets.

➔ **CONSEIL DE CONSOMMATION :** Tartare, cuit vapeur, en papillote, au four, en boîte (égouttée)... : 3 fois par semaine.

20. La pomme : la pectine fait le ménage

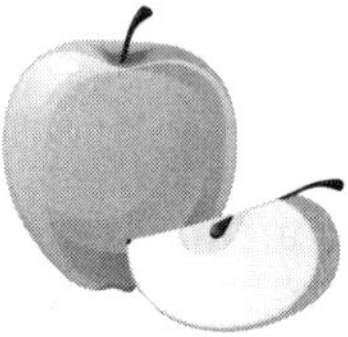

Qui dit pomme dit pectine, une fibre soluble spécifique qui emprisonne du gras et l'élimine.

➔ **CONSEIL DE CONSOMMATION :** 1 pomme (bio) par jour !

21. Le thé : une tasse brûle-graisses

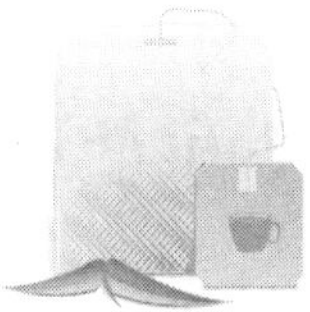

En dehors de l'eau et du café (voir p. 40), le thé nature est la seule boisson intéressante sur un plan brûle-graisses. En été, si vous le consommez glacé – toujours sans sucre –, vous dépenserez encore plus de calories à le réchauffer pour le digérer. Tout bénéfice ! Ses exploits brûle-graisses ? 1) ses tanins empêchent l'assimilation des graisses ; 2) sa théine augmente le métabolisme de base de l'organisme ; 3) ses catéchines modifient la répartition corporelle des graisses, les empêchant de s'installer autour du ventre ; 4) son EGCG (l'épigallocatéchine gallate), coupe-faim, renforce l'efficacité de nos hormones rassasiantes. Le palmarès des champions brûle-graisses : le oolong (médaille d'or), le vert (argent) et le noir (bronze). Les thés parfumés de façon non naturelle sont moins enthousiasmants. Quant aux boissons à base de thé (type ice tea) du commerce, elles sont beaucoup, beaucoup trop sucrées. Comme du soda !

➔ **Conseil de consommation :** 1 à 3 tasses par jour. Sans lait, ni sucre, ni sucrette.

22. Le tofu : « le steak végétal »

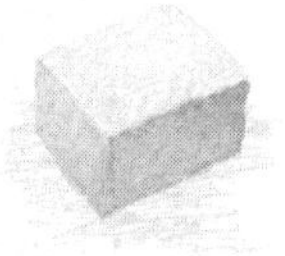

Les protéines de soja aident à brûler les graisses, y compris celles de notre sang : plus de soja, moins de cholestérol ! Problème : les saponines du soja (comme ceux des pois) favorisent les troubles intestinaux et mieux vaut éviter de consommer trop régulièrement cet aliment en cas de maladie auto-immune.

➔ **Conseil de consommation :** 300 g par semaine maximum.

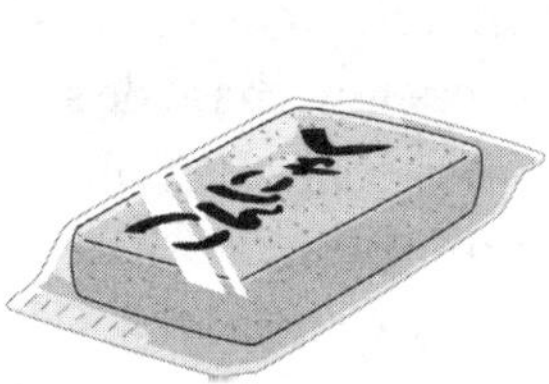

23. La viande des Grisons : l'alternative au jambon cru

Le jambon cru, c'est bon, mais c'est gras. Tandis que la viande des Grisons est comparable en terme gustatif, mais pas du tout en terme calorique. Nettement plus raisonnable que tout autre type de charcuterie. Attention quand même, c'est très salé, donc si vous avez tendance à faire de la rétention d'eau, oubliez. Vous pouvez la remplacer par la bresaola, elle aussi une charcuterie naturellement « light » (entre 2 et 5 % de MG).

➔ **Conseil de consommation :** quelques tranches le matin avec vos œufs, ou dans la salade complète du midi, ou avec le melon.

LES 7 MEILLEURES SOUPES BRÛLE-GRAISSES

Le premier qui a inventé la soupe était un génie. Il ne l'a pas fait pour mincir, à l'époque, mais plutôt l'inverse : remplir un maximum d'estomacs avec un minimum d'ingrédients, ce qu'il trouvait en fait. Un peu de pain, deux bouts de légumes. Et ce plat « de pauvre » calait toute la famille. Il y a bien une raison ! Effectivement, la soupe apaise l'appétit, à condition qu'elle ne soit pas moulinée, mais avec des morceaux. C'est le secret coupe-faim. Mais même mixée, cela ne l'empêche pas de ressembler encore à une hotte de Père Noël minceur !

Leurs points forts brûle-graisses

- *L'association solide + liquide est géniale.* L'estomac réceptionne l'ensemble et, lesté de fragments alimentaires, se ferme pour inventaire et assimilation. On se sent tout de suite rassasié car une partie du liquide, elle, est déjà descendue expliquer aux récepteurs de l'intestin que tout va bien, vous êtes en train de manger ; du coup, l'organisme sécrète des substances apaisantes de satiété, autrement dit il commence à vous couper la faim. Cette douce impression perdure jusqu'à ce que lesdits morceaux soient réduits en bouillie. Ce qui explique que les potages lisses, mixés, bien que délicieux, calment moins l'appétit.
- *Dans la soupe, il y a autant à boire qu'à manger !* Beaucoup d'eau, de fibres, de minéraux

spécial « antikilo » (calcium, magnésium) et « élimination » (potassium), c'est comme un rêve de silhouette.

- *Si vous utilisez uniquement des légumes et des protéines maigres* (cabillaud...), votre soupe sera extra-archi-light pour un double résultat : rassasiement + brûle-graisses.

3 idées pour en consommer plus

- *Comment ? Vous n'avez jamais préparé de soupe de vos blanches mains ?* C'est divin et plus simple, tu meurs. Des morceaux de légumes (ce que vous voulez) dans une casserole, c'est la base. À partir de là, on fait ce qu'on veut : on rajoute des lentilles, des céréales, de la viande, du poisson, du jambon, du fromage frais... Recouvrez d'eau, laissez mijoter 20 minutes, et c'est prêt.
- *Les soupes « toutes prêtes » ont fait des progrès* ces dernières années. Surtout celles en bocal, au rayon frais. N'hésitez plus à vous offrir les mélanges châtaigne/potiron, artichaut/brocoli ou tout simplement de l'asperge nature. Un pot de fromage blanc et voilà un bon repas express !

- *Certaines marques de surgelés proposent des soupes vraiment top,* mais aussi des « légumes pour soupe », conçus pour obtenir justement cette fameuse association liquide/solide mentionnée plus haut. Nous vous les recommandons.

L'idée de génie

- *Comprenons-nous bien :* la soupe brûle-graisses classique ci-dessous est parfaite en entrée, ou en courte cure d'une journée par exemple, dans une optique détox. Ne vous lancez pas dans un programme « brûle-graisses » en mangeant exclusivement cette soupe pendant 1 semaine, car elle ne contient pas du tout de protéines : vous allez perdre du muscle, et c'est à peu près tout. Et reprendre des kilos tout de suite après, en prime ! Si vous aimez le principe de focaliser sur la soupe durant 1 semaine (voire plus), alors ajoutez impérativement des cubes de poulet ou de poisson dedans : vous maigrirez autant, mais sans vous faire de mal !

Les recettes brûle-graisses express

C'est la Recette

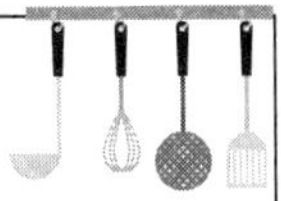

LA CÉLÈBRE SOUPE BRÛLE-GRAISSES

Aussi connue sous le nom de « soupe BG » ou de « soupe au chou »

Ingrédients : 1,5 litre d'eau, 2 gousses d'ail, 1 aubergine, 1 branche de céleri, 1 chou vert, 2 feuilles de laurier, 1 brin de persil, 1 oignon, 2 poireaux, 1 poivron rouge, 1 poivron vert, 1 branche de thym, 2 tomates, sel, poivre.

Top chef, c'est vous !

› Rincez tous les légumes. Ôtez les pépins des poivrons. Pelez l'ail et l'oignon. Découpez-les tous en petits cubes.

› Pendant ce temps, faites cuire les tomates au cuit-vapeur pendant 2 minutes, jusqu'à ce que leur peau éclate afin de les peler facilement.

› Mettez tous vos ingrédients dans une cocotte. Ajoutez les herbes et aromates : laurier, thym… que vous aurez au préalable attachés ensemble. Recouvrez d'eau, salez, poivrez.

› Laissez cuire pendant 1 heure avant de retirer les aromates. Ne moulinez rien. Consommez à volonté. →

Conseil brûle-graisses malin

N'utilisez pas de cube classique si vous tenez à parfumer l'eau du bouillon. Sa composition n'est pas exemplaire (additifs...) Préférez un cube bio, du bouillon surgelé en tablettes ou encore des sachets de bouillon à infuser (rayon « aromates » des grandes surfaces).

C'est la Recette

VELOUTÉ BG AU YAOURT

Ingrédients : ½ concombre, 125 ml de yaourt nature, 1 c. à s. de noix en poudre, 1 c. à c. d'huile d'olive, 1 c. à c. de ciboulette ciselée, 1 pointe d'ail haché, sel.

Top chef, c'est vous !

❯ Épluchez et épépinez le concombre. Coupez-le en tout petits cubes.

❯ Mélangez-les avec tous les ingrédients (certains mixent, d'autres pas).

❯ Laissez reposer 1 heure au réfrigérateur.

Conseil brûle-graisses malin

Vous pouvez remplacer les noix en poudre par des noisettes en poudre, ou par rien du tout !

C'est la Recette

SOUPE BG À L'OMELETTE

Ingrédients : 1 œuf + 1 blanc d'œuf, ½ courgette, 1 c. à c. de persil haché, 1 c. à s. de lait écrémé (ou de lait de soja), 1 cube de bouillon de légumes bio, 1 pointe d'ail haché, 1 filet d'huile d'olive, sel et poivre.

Top chef, c'est vous !

› Préparez un bouillon : laissez fondre votre cube dans la quantité d'eau nécessaire à un grand bol de soupe. Mettez à frémir.

› Pendant ce temps, rincez et coupez la courgette en tranches ou en cubes.

› Faites chauffer une poêle avec l'huile.

› Dans un petit saladier, mélangez tous les autres ingrédients (y compris la courgette). Battez avec une fourchette.

› Versez dans la poêle et faites cuire 3 à 4 minutes, selon votre goût.

› Versez le bouillon dans un grand bol, découpez votre omelette en lanières et jetez-les dedans.

Conseil brûle-graisses malin

Vous pouvez ajouter 1 tranche de jambon coupée en morceaux dans les œufs battus, avant de les mettre à cuire.

C'est la Recette

SOUPE BG AUX MOULES

Ingrédients : 500 g de moules, 1 petite carotte, ½ oignon, quelques branches de céleri, quelques rondelles de poireau, 1 filet d'huile d'olive, sel et poivre.

Top chef, c'est vous !

› Achetez des moules déjà nettoyées si possible, mais rincez-les bien à nouveau. Sinon, grattez-les (c'est très facile) sous l'eau du robinet.

› Dans une cocotte ou une casserole, faites chauffer l'huile d'olive avec les légumes coupés en petits morceaux.

› Portez à feu vif, puis jetez les moules dans la marmite.

› Dès qu'elles s'ouvrent (ça va très vite, quelques minutes à peine !), comptez encore 10 à 15 secondes et coupez le feu. À déguster sans attendre.

Conseil brûle-graisses malin

Vous pouvez utiliser des moules surgelées décoquillées. Dans ce cas, ajoutez de l'eau de manière à couvrir le tout pour obtenir une bonne soupe fumante !

C'est la Recette

SOUPE BG POULET AUBERGINE TOMATE

Ingrédients : 1 aubergine, 1 c. à s. d'huile d'olive, 1 blanc de poulet cuit, 1 litre de soupe de tomate (au rayon frais ou surgelé).

Top chef, c'est vous !

› Lavez et coupez l'aubergine en morceaux.

› Dans une poêle chaude, versez l'huile et jetez les cubes ou tronçons d'aubergine. Faites revenir quelques minutes en remuant avec la cuillère en bois. Puis laissez cuire à feu doux, à couvert, pendant 15 à 18 minutes en remuant de temps en temps.

› Faites réchauffer la soupe. Jetez dedans les morceaux d'aubergine lorsqu'ils sont cuits, puis le blanc de poulet effiloché et laissez mijoter encore 3 minutes.

› Répartissez dans 4 bols. 1 à consommer de suite, les autres... à partager, sinon, vous les réchaufferez plus tard.

Conseil brûle-graisses malin

Pensez à ôter la peau s'il s'agit d'un reste de poulet rôti. Vous pouvez aussi utiliser des petites « aiguillettes » de blanc de poulet surgelées, mais veillez toujours à être sous la barre des 2 % de MG.

C'est la Recette

SOUPE BG VEGAN AUX LENTILLES

Ingrédients : 1 tasse de lentilles corail (ou, à défaut, 1 boîte de lentilles mais c'est moins bon), ½ tomate, ¼ d'oignon, cumin en poudre, huile d'olive, sel et poivre.

Top chef, c'est vous !

› Émincez l'oignon et faites-le revenir dans une casserole avec un filet d'huile. Ajoutez la tomate coupée en dés, puis les lentilles. Attendez quelques secondes avant de recouvrir d'eau et de laisser cuire 20 minutes.

› Lorsque les lentilles sont au bord d'éclater mais qu'elles baignent encore dans l'eau, ajoutez le sel (sauf si vous avez utilisé une boîte, déjà bien salée), le poivre, le cumin. Mixez si vous le souhaitez, servez.

Conseil brûle-graisses malin

Pelez la tomate avec un épluche-tomate, vous éviterez ainsi tout risque de « petite peau ».

C'est la Recette

SOUPLE BG CHOP SUEY

Ingrédients : 30 g de germes de soja, 50 g de carottes, 30 g de chou-fleur, quelques lamelles de fenouil, 1 cube de bouillon de légumes bio, 1 c. à c. d'huile d'olive, 1 échalote, 1 c. à c. de persil ciselé, 1 c. à c. de sauce soja, sel et poivre.

Top chef, c'est vous !

› Préparez un bouillon : laissez fondre le cube dans la quantité d'eau nécessaire à un grand bol de soupe. Mettez à frémir.

› Pendant ce temps, faites chauffer une poêle/un wok avec l'huile.

› Émincez carotte, fenouil et échalote. Jetez-les dans la poêle. Faites revenir 1 minute.

› Ajoutez le chou-fleur et le soja, 1 c. à s. d'eau et la sauce soja. Laissez cuire 3 minutes.

› Versez dans un grand bol, salez, poivrez et parsemez de persil.

Conseil brûle-graisses malin

Allez-y doucement sur le sel, la sauce soja fait déjà ce travail.

LES ALIMENTS INTERDITS ET LES ERREURS FATALES À NE PLUS COMMETTRE

Manger brûle-graisses, c'est bien. Éviter les aliments stocke-graisses, c'est encore mieux !

Les pires aliments stocke-graisses

- Les sodas et toutes les boissons sucrées (colas, boissons énergisantes...).
- Les sauces en général, la mayonnaise (et ses dérivés) en particulier.
- Les viennoiseries : croissant, croissant aux amandes, pain au chocolat.
- Les aliments panés : nuggets de poulet, poissons panés...
- Les saucisses, le saucisson.
- Les travers de porc et autres viandes grasses.
- Les frites, les chips, toutes les fritures.
- Les beignets, donuts.
- Les barres chocolatées.
- Le tarama.
- La crème brûlée, le brownie, le cookie.
- Les quiches industrielles (maison, vous pouvez y mettre des ingrédients plus légers).

- ☹ Les méga-pizzas, surtout aux 3 ou 4 fromages.
- ☹ Les repas « tout fromage » (raclette, fondue...).
- ☹ La crème glacée super-onctueuse, surtout avec des toppings.
- ☹ D'une manière générale tout ce qui associe sucre et gras.

36 ASTUCES (C'EST TOUJOURS ÇA DE PRIS)

1. *Surtout, surtout... ne mangez pas MOINS* ! Moins vous mangez, plus votre métabolisme de base ralentit et moins vous maigrissez. Et plus, à terme, vous risquez de grossir rien qu'en avalant une rondelle de tomate. Ce qu'il faut, c'est manger **autrement**. Parfois, même, il faut manger plus.

2. *Contrôlez les portions.* Il est bien évident que si vous mangez trop à chaque repas, notamment des portions trop importantes, ou que vous grignotez dans la journée, il faudra manger moins. C'est-à-dire « normalement » en fait : nos menus sont là pour ça. Mais même alors, vous ne vous priverez

pas et n'aurez pas faim car nos aliments sont choisis pour combler les besoins de l'organisme et tous les appétits.

3. *Cette logique du « plus c'est mieux que moins »* se retrouve à chaque niveau : par exemple, des céréales complètes sont davantage brûle-graisses que des céréales raffinées (= incomplètes) car elles renferment plus de minéraux et de composants brûle-graisses, éliminés lors du raffinage. Même l'eau est un partenaire brûle-graisses plus « efficace » si elle contient davantage de minéraux (eau minérale riche en calcium et en magnésium).

4. *Manger plus de protéines (viande, jambon, poisson, œuf...) et moins de graisses et de sucres (céréales, pommes de terre, sucreries, gâteaux, desserts en tout genre, crèmes glacées...)* fait automatiquement maigrir et calme l'appétit.

5. *Pendant votre régime brûle-graisses, évitez le sucre ajouté sous toutes ses formes,* pendant ET entre les repas. À table, forcez sur tous les légumes verts mais limitez les céréales à cuire (riz, pâtes, mélanges de céréales...), les

pommes de terre, les patates douces, le maïs, le pain, les céréales du petit-déjeuner (hors muesli non sucré). Non vous n'aurez pas faim car vous mangerez plus de protéines et de légumes verts, largement suffisants pour vous caler.

6. *Les protéines ne sont jamais stockées sous forme de graisses.* Elles sont transformées en muscles, à condition de bouger. Si vous avez faim, mangez une tranche de jambon, un œuf... pas une barre chocolatée !

7. *Si vous faites du sport, consommez un peu de protéines juste avant, et juste après,* pour fabriquer encore plus de muscles et brûler encore plus de graisses. Ce peut être du blanc de poulet, du fromage blanc...

8. *Mangez un œuf coque au petit-déj.* Parfait aliment brûle graisses, il aide même à brûler plus facilement les sucres du reste du repas, plutôt que de les stocker sous forme de graisses.

9. *Le jambon est également un excellent brûle-graisses du petit-déj* : riche en protéines, pauvre en gras (ôtez la couenne blanche !),

il nourrit son homme tout en l'affinant (et sa femme aussi d'ailleurs).

10. *Préférez systématiquement les aliments complets*, et ce sous toutes les formes. Le pain marron est préférable au pain blanc, la farine complète préférable à la farine raffinée, l'amande ou la noisette avec sa petite peau marron foncé préférable à ses cousines mondées (= épluchées).

11. *Remplacez vos féculents par des légumes verts*. On le répète : non, vous n'aurez pas faim, y compris si vous faites du sport, et oui ce sera plus facile à digérer et nettement plus brûle-graisses. Si vous tenez à votre ration de céréales (riz, pâtes...) ou autre aliment bourratif (quinoa, polenta, pomme de terre, haricots secs), ne les laissez par envahir plus d'un quart de votre assiette.

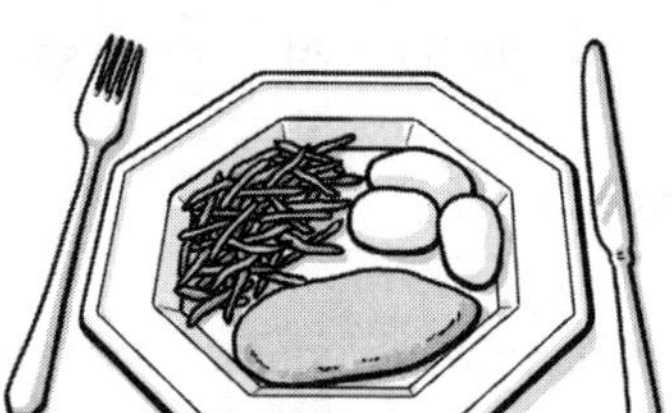

12. *Du fromage ? Le « frais »* renferme plus d'eau, donc moins de calories que le fromage affiné. Un bon plan au petit-déjeuner ou en « viande » au dîner. Mais vous pouvez aussi terminer le repas par un « vrai » fromage affiné (voir point 18), à la place du dessert si vous n'êtes pas « bouche sucrée ». À la place, pas en plus !

13. *Comme vous le constatez p. 64, les pires aliments stocke-graisses sont des aliments hyperindustrialisés.* Aucun ne pousse tel quel dans la nature. C'est une bonne boussole : d'une manière générale, ce qui est simple et naturel, comme du poisson, de la viande, des légumes verts, est compatible avec votre objectif brûle-graisses. Ce qui est travaillé, déjà préparé par les industriels, est moins intéressant, voire « stocke-graisses ».

14. *À table, buvez de l'eau,* rien d'autre. Et pas de l'eau aromatisée, sauf si vous y ajoutez un peu de jus de citron. Au petit-déjeuner, du thé. À la rigueur, si vous préférez, du café, mais nature lui aussi (sans sucre ni lait, ni sucrette).

15. *Offrez-vous un bon chili bien chaud.*Le chili con carne, c'est-à-dire grosso modo le steak haché accompagné de haricots rouges, est un excellent plat brûle-graisses. Il combine protéines animales (viande) et protéines végétales (haricots). Les haricots rouges sont bourrés de fibres coupe-faim et d'une enzyme qui incite à brûler des graisses plutôt que du sucre pour obtenir de l'énergie.

16. *Ne traquez pas les graisses alimentaires pour les éradiquer jusqu'à la dernière.* C'est une bêtise. Croire que l'on élimine les graisses de son corps en éliminant celles de son assiette est aussi simpliste que d'espérer devenir intelligent en avalant de la cervelle. Bien sûr, il ne faut pas abuser, et contrôler les apports en graisses est indispensable, surtout durant votre régime brûle-graisses. Mais il en faut tout de même pour que les cellules fonctionnent correctement... et même pour qu'elles brûlent les graisses ! Alors ne focalisez pas sur le « 0 % », cela n'a aucun sens ni aucun intérêt. Vous ne maigrirez pas plus vite parce que vous avalez des yaourts à 0 %, surtout si par ailleurs ils sont sucrés (même avec du faux sucre).

17. *Privilégiez les bonnes graisses* : huiles d'olive de noix, de colza, saumon, maquereau, noix et amandes, avocat… Manger davantage de graisses insaturées, c'est l'assurance de les brûler plus facilement le moment venu que les graisses saturées, dotées d'une fâcheuse tendance à s'incruster et à devenir « inertes », donc difficiles à mobilier et à brûler.

18. *Terminez le repas sur un petit morceau de fromage affiné.* Certes il est calorique, donc à consommer avec parcimonie. Mais il a le gros avantage d'être bourré de calcium et de ne pas apporter de sucre, surtout s'il est affiné, car dans le fromage frais il y a parfois des quantités non négligeables de lactose qui n'est autre qu'un sucre naturellement présent dans le lait. Deux bonnes raisons brûle-graisses de prendre cette petite part de brie qui vous tend les bras.

19. *Buvez de l'eau minérale riche en calcium.* Ce dernier aide à limiter le stockage des graisses dans les adipocytes (cellules graisseuses).

20. *Épicez vos omelettes avec du chili.* Le piment « hot » stimule le métabolisme et le pousse à brûler plus de graisses.

21. *Repensez au paprika.* Souvent, on l'oublie parce que sa saveur est ténue et que l'on ne sait pas trop quoi en faire. Justement, son goût timide le rend acceptable par toutes les papilles, et il permet de gonfler le stock de vitamine C. Laquelle est indispensable pour que l'organisme brûle les graisses.

22. *Remerciez Popeye de vous montrer la voie.* Les épinards renferment certains composants qui aident le corps à brûler les graisses. Mangez des belles salades de pousses d'épinards, ou faites-les fondre à la poêle avec un petit peu d'huile d'olive pour en profiter au mieux.

23. *Buvez un verre de vin rouge par jour.* Son fameux resvératrol, un polyphénol antioxydant, entrave la production de nouvelles cellules graisseuses (les adipocytes). Un verre, pas plus.

24. *Le meilleur dessert brûle-graisses ?* Les petits fruits rouges et noirs ! Non seulement ils

sont charmants, gais, délicieux et très peu caloriques, mais en plus ils sont très pauvres en fructose, un sucre naturel dont la consommation en excès (surtout sous forme d'ajouts dans les sucreries et gâteaux industriels ainsi que dans les boissons sucrées) est associée à la prise de poids. Ils sont aussi très pauvres en Fodmaps, des fibres indigestes souvent mal digérées et qui « font gonfler »*.

25. *Mangez du chou !* Pourquoi pas, par exemple, en entrée, une bonne salade de chou rouge ? Il favorise la production de deux hormones, l'une brûle-graisses, l'adinopectine, et l'autre coupe-faim, la leptine.

26. *Vous avez tout le temps faim ?* Mangez plus d'œufs, de jambon, de dinde, de poisson, de viande... Bref, de protéines. Dès le petit-déjeuner. C'est la meilleure façon de dompter le tigre vorace qui sommeille d'un seul œil dans votre estomac. En fait ce n'est pas votre estomac qui a faim, c'est le tigre ! Nourrissez-le pour qu'il reste calme et sage.

---

* Lire *Plus jamais mal au ventre avec le Régime Fodmaps*, Dr Pierre Nys, Leduc.s éditions.

27. *L'ananas est votre ami.* Il renferme une quantité surprenante de bromélaïne, une enzyme qui découpe les grosses protéines en petits acides aminés, leur permettant ainsi d'être assimilés par l'organisme. Où ils joueront à fond leur rôle coupe-faim, minceur, bons pour l'humeur ou fabricants de muscles selon leur nature. Pas d'enzymes, pas d'acides aminés !

28. *Prenez du lait entier ou demi-écrémé, mais pas de l'écrémé.* Aussi étrange que ce conseil puisse paraître, il s'explique. D'abord le « gain » calorique avec l'écrémé est assez faible, il faudrait en avaler des litres chaque jour pour que cela soit significatif, ce dont il n'est évidemment pas question. Ensuite, le lait entier est plus riche, mais pas seulement en gras : il est aussi nettement mieux pourvu en vitamine D, brûle-graisses, et en divers composants qui aident à mieux digérer le lait et à ralentir les sucres. Si vous le trouvez trop riche en goût et en texture, la bonne parade consiste à le diluer avec de l'eau plutôt qu'à le consommer privé d'une partie de ses vitamines et autres molécules bénéfiques, tout cela pour la fallacieuse raison calorique.

Le soleil, meilleure source de vitamine D… brûle-graisses !

Le soleil est un « aliment » pas comme les autres. Sous l'influence de ses rayons, nous fabriquons de la vitamine D. Lorsque l'on manque de vitamine D, ce qui est hélas le cas pour 80 % d'entre nous selon l'Inserm, vu le faible taux d'ensoleillement, l'organisme stocke davantage au niveau du ventre, brûle moins, et nous avons davantage faim. Une déficience, même minime, en vitamine D, perturbe en effet certaines hormones et favorise l'insulinorésistance c'est-à-dire le premier pas vers le diabète et le stockage.

Faites une prise de sang afin de vérifier que vous avez bien 30 ng/ml ou, mieux, 50 ng/ml.

Voici quelques facteurs de risques qui augmentent la probabilité de manquer de vitamine D.

› Vous ne sortez pas souvent, vous êtes presque toujours enfermée.

› Vous vivez dans une région pluvieuse, peu ensoleillée.

› Vous avez + de 45 ans.

› Vous avez une peau foncée, ou noire.

› Vous êtes en très fort surpoids

→

Une supplémentation en vitamine D peut s'avérer salutaire voire indispensable, notamment durant les mois d'hiver. Prenez alors de la vitamine D3 en gouttes, plutôt en boutique diététique, car les plus couramment prescrites (pharmacie) contiennent des additifs non souhaitables.

29. *Commandez une assiette du pêcheur.* Les aliments riches en iode, principalement le poisson et les algues – tout ce qui vient de la mer en somme – sont les bienvenus dans votre objectif brûle-graisses. Moules (sans frites !), praires, coques, huîtres, crevettes, bulots, thon, saumon, maquereau, sardine, colin... Tout est bon pour donner une bonne leçon à vos capitons.

30. *Mangez dans des petites assiettes,* des petits bols. Plus le récipient est grand, plus on cherche à le remplir, donc plus on mange.

31. *Concentrez-vous sur ce que vous mangez.* Ne regardez pas la télévision ni votre écran d'ordinateur pendant votre repas, sinon vous risquez d'avaler des bouchées sans même vous en rendre compte.

32. *Ne mettez en pas en bouche d'énormes morceaux.* Coupez tout en petit, le plus petit possible. Dans l'idéal, mangez avec des baguettes. Classe !

33. *Mâchez, mâchez, mâchez.* Plus on mâche, moins on consomme de calories, et mieux on digère.

34. *Ne vous resservez pas machinalement.* Vous avez eu votre part, normalement, ça suffit. Tout ce que vous consommez « en plus », c'est de l'extra, que vous stockerez. Sauf si vous faites du sport « en plus » !

35. *Cassez la routine, ou l'art du rebond.* Comme pour l'exercice physique (voir p. 91), l'organisme a besoin d'être surpris pour brûler ses graisses. C'est durant le temps d'adaptation que vous parviendrez le mieux à fondre. Si pendant votre régime brûle-graisses vous atteignez un palier, vous n'arrivez plus à « perdre », surtout n'essayez pas de manger encore moins... c'est une stratégie perdue d'avance. Il arrivera un jour où vous ne pourrez plus manger moins et où vous n'arriverez pourtant pas à perdre encore du poids. C'est exactement l'inverse

qu'il faut faire : pour relancer la machine à brûler les graisses, faites-vous un week-end « pasta party » ou « riz au lait », ou ce que vous voulez à base de fortes quantités de féculents. Cet afflux de calories va « réveiller » votre glande thyroïde qui du coup va se mettre à vous faire « brûler » à nouveau... et c'est reparti pour un tour. Cela s'appelle « la technique du rebond », c'est efficace et très connu des nutritionnistes experts en perte de poids. Certains la qualifient de repas joker, journée joker ou week-end « on se lâche » : faites-le sans aucune culpabilité, non seulement cela ne compromettra pas votre régime mais au contraire, cela le remettra sur les rails.

36. *Si vous avez une glande thyroïde peu réactive, un week-end de « rebond » de temps en temps suffira.* Si au contraire elle est très sensible, elle va vite se réajuster et vous atteindrez de nouveau un palier. Dans ce cas, mettez en place une stratégie de « journée rebond » chaque semaine : une journée pendant laquelle vous vous « lâchez ».

LES BASES PRATIQUES DE VOTRE RÉGIME BRÛLE-GRAISSES MALIN

Étape n° 1 : remplissez vos placards, frigo et plan de travail d'aliments brûle-graisses. Vous n'aurez qu'eux sous la main, c'est plus prudent.

Votre liste de courses brûle-graisses

Vos protéines (viandes et compagnie)

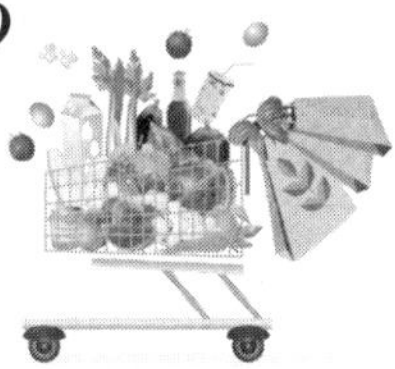

- ❒ Crevettes : 250 g
- ❒ Foie : 1 tranche de 150 g
- ❒ Jambon cuit supérieur : 1 paquet de 6 tranches
- ❒ Œufs bio ou label supérieur (bleu blanc cœur par exemple) : 1 boîte de 6 gros calibre
- ❒ Poisson au choix – pavé de saumon, de colin, de cabillaud, filet de lieu, maquereau... : 3 portions de 150 g (frais, ou surgelé, ou en boîte... ou les 3 !)
- ❒ Poulet : 2 blancs (ou 1 sachet de morceaux de poulets rôtis nature, surgelés, 2,5 % de MG maxi)
- ❒ Steak haché 5 % MG : 2 de 150 g (frais ou surgelés)
- ❒ Viande des Grisons : 1 paquet

Vos fruits et légumes

❒ Aubergine : 1 (ou 1 sachet surgelé)
❒ Avocat : 2
❒ Banane : 3
❒ Brocoli : 1 tête (ou 1 sachet surgelé)
❒ Carotte : 6 belles (ou 1 botte)
❒ Céleri-rave : ½
❒ Champignons de Paris : 2 gros
❒ Citron : 1
❒ Concombre : 1
❒ Courgettes : 4
❒ Endive : 1
❒ Framboises ou mûres : 1 barquette (ou 1 sachet de fruits rouges et noirs surgelés)
❒ Haricots verts : 3 belles poignées (ou 1 sachet surgelé)
❒ Haricots beurre ou plats : 3 belles poignées (ou 1 sachet surgelé)
❒ Noix et fruits séchés : 2 sachets de mélange
❒ Oignon : 1
❒ Poivron jaune, vert ou rouge : 1
❒ Pomme : 4
❒ Poire : 1
❒ Orange : 4
❒ Pamplemousse : 1
❒ Salade verte (laitue, mâche...) : 1 (à renouveler)
❒ Tomates : 6

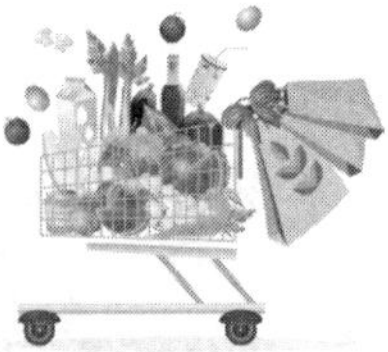

Vos produits laitiers

- ❒ Fromage frais : 1 barquette de 8 portions individuelles
- ❒ Fromage blanc : 1 pack de 4 pots
- ❒ Yaourts nature : 1 pack de 4 pots

Vos féculents

- ❒ Coquillettes complètes, sans gluten si souhaité : 1 paquet de 250 g
- ❒ Haricots rouges : 1 petite boîte
- ❒ Lentilles : 1 sachet à faire cuire vous-même (ou 1 petite boîte)
- ❒ Maïs : 1 petite boîte
- ❒ Pain : 1 paquet en tranches, mie marron foncée (boulanger obligatoire !)
- ❒ Pois chiches : 1 petite boîte
- ❒ Riz complet ou basmati : 1 sachet

Vos jokers

- ❒ Ail : 1 tête
- ❒ Cannelle en poudre : 1 flacon
- ❒ Cornichons : 1 petit bocal
- ❒ Olives vertes : 1 petit bocal
- ❒ Moutarde : 1 petit bocal
- ❒ Persil frais : 1 bouquet
- ❒ Piment en poudre : 1 flacon

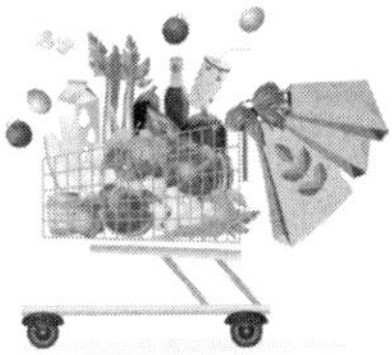

Vos boissons

❒ Café (capsules, moulu, en grains à moudre ou instantané)

❒ Thé : 25 sachets

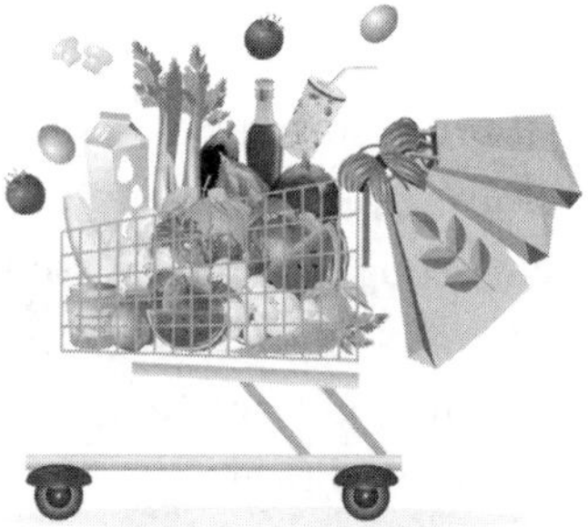

5 bonnes raisons de manger à la maison (et pas au resto)

Disposer à la maison d'une grande quantité de nourriture brûle-graisses, saine et qui vous fait plaisir est extrêmement important. Déjà, parce que vous prenez de bonnes habitudes sans être perturbée par la présence d'aliments moins adaptés à votre objectif et surtout à votre physiologie. Ensuite parce que, du coup, en comparaison, vous risquez nettement moins d'être attirée par « un petit plat vite fait à rapporter sur le chemin du retour », le soir, par exemple un hamburger/frites au fast-food du coin, ou une barquette de nouilles chinoises bien grasses chez le traiteur asiatique du bout de la rue. Enfin, dernier point mais pas le moindre, vous y réfléchirez à deux fois avant de terminer au resto « parce qu'il n'y a rien à la maison ».

Or :

1. *Le restaurant est un piège stocke-graisses redoutable,* dès l'instant où vous passez la porte (certains établissements proposent des chips en libre-service dès votre arrivée, comme dans une célèbre chaîne de restaurants de viande).

2. *Les portions y sont toujours trop grandes.* Il faut que vous ressortiez avec la sensation de rassasiement absolu, sinon vous aurez l'impression d'avoir jeté votre argent par les fenêtres. Alors le restaurateur met le paquet sur ce point : panière à disposition sur la table, assiette fort bien remplie, voire garniture à volonté…
3. *Les aliments y sont toujours plus gras et plus salés* qu'à la maison. Les desserts, plus sucrés. Pour la même raison qu'au point précédent : le restaurateur pose devant vous un plat flatteur, qui ne fait pas « minceur/vapeur ». Vous venez ici pour vous faire plaisir oui ou non ? Alors il va au plus simple en forçant sur les ingrédients rassurants, qui hypnotisent les papilles, qui donnent l'impression « d'en avoir pour son argent ». À tous les coups, vous avez avalé au moins un des aliments « interdits » listés p. 64 de ce livre.
4. *C'est très cher,* surtout pour ce que c'est, c'est-à-dire près de 9 fois sur 10 un plat cuisiné industriel congelé, décongelé au micro-ondes et apporté à votre table dans le meilleur des cas avec moult manières, comme si on était chez un étoilé.

5. *L'eau minérale coûte parfois 7 voire 8 euros la bouteille.* Si vous réclamez une carafe, c'est plutôt avec mauvaise grâce qu'on vous l'apporte, même si ce n'est pas toujours le cas. Alors, forcément, vous êtes encline à commander autre chose, par exemple un soda coûte souvent moins cher. Sans compter l'apéritif de bienvenue (« Un kir, Mademoiselle ? ») offert donc on ne va pas s'en priver. Au total, trop de calories liquides.

Les bons choix, les mauvais plans

À chaque repas, il est facile de choisir « l'option brûle-graisses ». C'est souvent une question de détail !

Petit déjeuner

LES BONS CHOIX ☺	LES MAUVAIS CHOIX ☹
Thé (sans sucre, ni faux sucre, ni lait) Pain complet + beurre Œuf ou tranche de jambon 2 clémentines ou 2 prunes	Boisson chaude sucrée (thé, café, chocolat...) 1 bol de céréales sucrées + lait Brioches, croissants, pain de mie Jus de fruits, soda

Déjeuner

LES BONS CHOIX ☺	**LES MAUVAIS CHOIX** ☹
Salade de tomate basilic Pavé de colin + haricots verts 1 kiwi Eau plate (1 verre) Thé ou café sans sucre 1 carré de chocolat noir	Salade sauce cocktail Poisson pané + purée 1 petit pain blanc 1 gaufre Soda (1 verre) Café sucré 1 petit macaron

Dîner

LES BONS CHOIX ☺	**LES MAUVAIS CHOIX** ☹
Soupe de légumes (fraîche ou surgelée) Blanc de poulet + courgettes, carottes à l'ail Fromage blanc à la cannelle 1 poire Eau (1 verre) Tisane (1 mug)	Soupe lyophilisée en sachet Nuggets de poulet + pomme de terre au four Glace vanille/noix de pécan Soda (1 verre) Lait (1 verre)

Les portions en mode malin

Manger brûle-graisses, c'est facile, à condition de ne pas commettre d'erreurs grossières. Les plus courantes sont des écarts de portions, et il faut bien dire que tout est fait pour nous perturber sur ce plan. Les portions dans les restaurants sont nettement trop grandes, je ne parle même pas des menus XXL que l'on commande au fast-food avec l'assurance de faire une « bonne affaire ». Pour vous y retrouver d'un seul coup d'œil, observez nos dessins. Si vous mangez comme un ogre, vous ressemblerez à un ogre. Si vous mangez comme une fille maligne, vous ressemblerez à une sylphide.

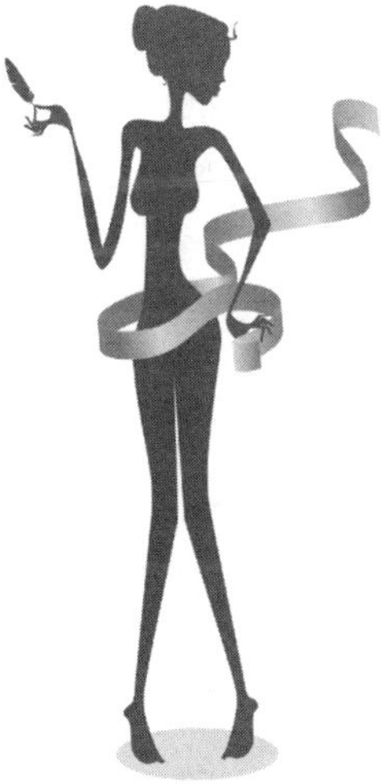

LA BONNE PORTION, C'EST MALIN :
9 REPÈRES VISUELS

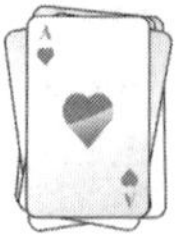 75 g de viande ou de poulet = 1 jeu de cartes	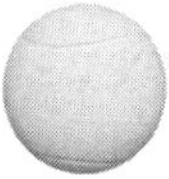 250 g de pâtes/riz cuits = 1 balle de tennis	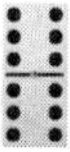 30 g de fromage = 1 domino
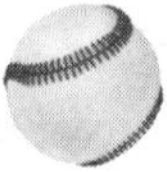 1 fruit moyen = 1 balle de baseball	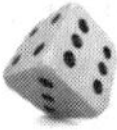 1 cuillère à café de beurre = 1 petit dé	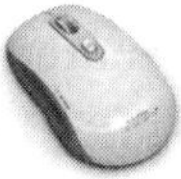 1 petite pomme de terre au four = 1 souris d'ordinateur
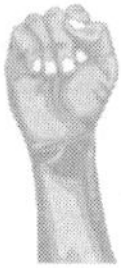 250 g = 1 poing de femme	 2 cuillères à soupe de beurre de cacahuète, de confiture, de sauce salade = 1 balle de golf	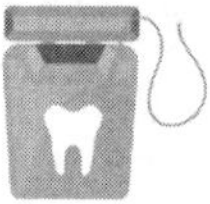 30 g de chocolat = 1 boîte de fil dentaire

Chapitre 3
Bouger brûle-graisses

LES EXERCICES BRÛLE-GRAISSES, LE TURBO MINCEUR

Manger mieux et brûle-graisses, c'est indispensable, mais faire chaque jour quelques exercices brûle-graisses, c'est très malin !

- Parce qu'ils vont remodeler votre silhouette.
- Parce que ce sont eux qui font que le corps brûle les graisses, au sens propre du terme.
- Parce qu'ils vont vous faire perdre des rondeurs localisées.
- Parce qu'ils vont raffermir les zones qui en ont besoin.
- Parce qu'ils vont affiner vos jambes.
- Parce qu'ils vont vous donner de l'énergie, l'envie de bouger.

- Parce qu'ils vont vous procurer une posture plus droite, un ventre gainé, une allure générale plus jeune et plus élancée.
- Parce qu'ils sont bons pour votre cœur, vos os, vos poumons.
- Parce qu'ils sont antidouleurs et anti-inflammatoires (génial si vous avez des maux de dos, de cou, des tendinites, des migraines).
- Parce qu'ils consomment du sucre et du gras (via les muscles).
- Parce qu'ils sont antistress, propices au calme, à une humeur plus stable, à un sommeil plus profond.
- Parce qu'il suffit de bouger ne serait-ce qu'un minimum pour brûler plus qu'en ne faisant rien. Chaque micro-effort est récompensé.

Aussi, vous retrouverez au fil des jours des exercices tels que le squat, la chaise et autres exos de torture avec des variantes super-efficaces, car ils gainent le corps et font travailler pour cela les muscles profonds, ceux qui sont généralement laissés en jachère jusqu'à ce qu'un beau jour devant le miroir, on trouve qu'on ne ressemble à rien. Ils ne prennent que quelques minutes chaque matin, de préférence avant le petit-déjeuner, ou plus tard dans la journée.

COMMENT INSÉRER VOS EXERCICES BRÛLE-GRAISSES DANS LA JOURNÉE ?

Nous allons vous aider à atteindre votre objectif jour après jour, pas à pas, avec une progression facile mais efficace au fil des semaines. Succès garanti à la fin ! L'important : être motivée et, donc, constante dans l'effort. Ne pas sauter un jour « parce qu'il fait gris », « parce que bof », etc. En revanche, respectez nos jours de repos « imposés » (vous pouvez bien sûr remplacer le mardi par le mercredi si ça vous arrange). En effet, toutes les études indiquent que c'est parce qu'il doit s'adapter que le corps fournit des efforts et, donc, brûle des graisses.

- *Si vous faites tous les jours la même chose,* il s'habituera et petit à petit, cela lui demandera de moins en moins d'efforts : vous ratez votre objectif.
- *Si vous augmentez tous les jours votre niveau d'activité physique,* là encore, il s'accoutumera, et il arrivera un moment où, à moins de ne faire plus que du sport du matin au soir, vous ne brûlerez plus de graisses.
- *Si au contraire vous modifiez chaque jour votre stratégie,* le voilà dérouté, et il brûle, brûle... C'est le principe du fractionné, c'est-à-dire de

l'alternance de période d'activité maximale avec des périodes de repos. Nettement plus efficace que le non-fractionné, c'est-à-dire l'endurance. Avec le fractionné, on obtient en 10 minutes le même résultat brûle-graisses qu'en 1 heure de non-fractionné !

- *On peut piocher des points brûle-graisses* parmi un grand nombre d'activités faciles à insérer dans une journée.

LA GYM 100 % NATURELLE

Pas motivée par les exercices qui « isolent » une partie du corps pour la faire travailler jusqu'à l'épuisement ? Alors faites travailler l'ensemble du corps de façon harmonieuse : quelle que soit votre activité de prédilection, ce sera la bonne, du moment que vous remuez. Tennis, badminton, ping-pong, volley, running, natation, aquagym (voir p. 192), zumba, rameur, roller, ski de fond, randonnée, marche nordique, marche sportive... la liste est interminable. Le choix n'a aucune importance, encore une fois, donc faites-vous plaisir ! Si votre truc, c'est de danser, dansez !

Souvenez-vous que votre corps a été conçu pour courir, nager, pêcher, grimper aux arbres, et que tout ce qui va dans ce sens est logique et physiologique. C'est du brûle-graisses malin et intelligent, car en le faisant travailler dans cette optique, vous élargissez le champ d'action : vous renforcez votre aptitude à porter un sac lourd, à ne pas vous faire mal quand vous tombez, à grimper rapidement les marches d'un escalier sans arriver essoufflée en haut. Bref, cette gymnastique naturelle, comme la pratiquaient nos ancêtres du paléolithique, est brûle-graisses mais aussi améliore votre vie et votre santé au quotidien. Pensez-y, car vu ainsi, on n'est plus du tout dans la corvée : on se rend service à chaque séance d'entraînement ! Sans aller jusqu'au stage de survie paléo-fitness, où l'on court pieds nus dans les bois et l'on grimpe aux arbres à mains nus (d'un mouvement fluide et gracile), c'est intéressant de renouer avec des mouvements simples, gracieux, compatibles avec notre squelette et nos articulations.

Dans tous les cas, respectez les jours de repos – ça ne vous empêche pas de marcher longuement ni d'emprunter les escaliers à la place des escalators – et profitez-en pour vous offrir un automassage brûle-graisses super-expert.

GAGNER DES « POINTS » BRÛLE-GRAISSES DU MATIN AU SOIR

À chaque instant de la journée, on peut la jouer « molle » (= 0 point), un peu active (= 1 point) ou passer carrément en mode super-brûle-graisses (= 2 points). Calculez le bilan en fin de journée, et essayez de ne pas faire « moins » demain.

TRANCHES HORAIRES	ACTIVITÉ TYPE ET NOS CONSEILS MALINS	POINTS BRÛLE-GRAISSES
7 h – 8 h	*Réveil mou* ⇨ On se traîne à la douche et au petit-déj *Réveil brûle-graisses* ⇨ Squat, planche, running, corde à sauter, piscine…	0 2
8 h – 9 h	*Déplacement vers le travail* ⇨ Transports en commun (debout), marche, vélo, trottinette…	1
9 h – déjeuner	*Travail sédentaire* ⇨ Toutes les 30 minutes, levez-vous et faites quelques pas	0

TRANCHES HORAIRES	ACTIVITÉ TYPE ET NOS CONSEILS MALINS	POINTS BRÛLE-GRAISSES
13 h	*À table !* ⇨ Lunch brûle-graisses et balade autour du pâté de maisons. Dans l'idéal, séance de piscine ou autre sport	1
14 h – 18 h	*Travail sédentaire* ⇨ Toutes les 30 minutes, levez-vous et faites quelques pas	0
18 h – 19 h	*Retour à la maison* ⇨ Transports en commun (debout), marche, vélo, trottinette…	1
20 h	*À table !* ⇨ Votre menu brûle-graisses du soir	1
Après le dîner	*Balade antistress* ⇨ Petite sortie cool pour préparer au sommeil. Pas d'activité violente, n'allez pas vous empêcher de dormir !	1

Plus vous multiplierez les points brûle-graisses, plus vous mincirez vite.

Chapitre 4

Programme complet 1 mois brûle-graisses malin

Voici un programme brûle-graisses classique et accessible à toutes. Même si vous êtes nulle en cuisine et nulle en sport. Contrairement à d'autres programmes minceur, celui-ci est conçu pour que vous progressiez petit à petit, afin de vous placer dans une dynamique que vous n'aurez pas envie d'abandonner à la fin. Pas de phase starter hyper-stricte ici, ni d'exercice physique impossible à réaliser, au contraire : on démarre doucement pour arriver au dernier jour du programme avec : 1) une réelle perte de poids durable, 2) de nouvelles habitudes alimentaires à conserver sur le long terme, car il ne s'agit pas d'un régime restrictif mais de menus équilibrés, fondés sur des aliments brûle-graisses, ce qui est bien différent. Ne sautez pas d'étape, n'essayez pas d'aller plus vite que la musique, et vous serez ravie du résultat. Rendez-vous dans 1 mois, même si vous constaterez déjà des petits changements dès la première semaine, nets en fin de deuxième semaine.

ORGANISEZ-VOUS

- *Le week-end, faites vos courses* pour disposer à la maison de tous les ingrédients brûle-graisses nécessaires à la préparation des repas.

- *Si vous possédez une crème minceur,* c'est très bien, vous l'utiliserez pour l'automassage super-déstockage. Sinon, achetez plutôt une huile minceur à base d'huile végétale + huiles essentielles : elle sera efficace (si vous en choisissez une bonne !) et plus adaptée à un automassage performant.

- *Vérifiez que vous avez bien le matériel « sport »* (c'est un grand mot !) à portée de main pour les exercices, et sinon allez vous offrir ce qui vous manque dans une boutique de sport. C'est bon pour le moral (et pour la silhouette) !

- *Le goûter est facultatif.* Il vous concerne si vous avez presque toujours un « petit creux » dans l'après-midi, et vous oriente sur le choix des aliments à consommer. Évidemment, pas de biscuits, viennoiseries ou autre traîtrise brûle-graisses, mais plutôt des aliments apportant l'énergie nécessaire pour poursuivre la journée, les fibres indispensables pour couper la faim et arriver ainsi calmement au dîner. Si ce n'est pas votre cas, n'allez pas insérer ce repas supplémentaire dans votre quotidien alimentaire, cela va sans dire. En revanche vous pouvez garder l'idée du thé vert !

- *Aucun repas (en dehors du goûter) n'est facultatif.* Ne sautez pas de petit-déjeuner s'il vous plaît ! En revanche, vous pouvez l'alléger un peu si vous manquez d'appétit. À condition de ne pas vous rattraper à 11 heures.

- *Les plats principaux peuvent tous être agrémentés d'herbes aromatiques ou d'épices,* ou encore de sauce tomate simple (vérifiez que c'est du 100 % sauce tomate, on ne veut rien d'autre, notamment pas de « ketchup » ni de concentré de tomate).

- *Pour le vinaigre, préférez celui de vin ou à la rigueur de cidre,* plutôt que le balsamique, plus sucré et plus calorique (et souvent incluant des additifs indésirables).

- *Dans la mesure du possible, préparez vous-même vos repas.* Nous avons choisi exprès des menus simplissimes, vous pouvez utiliser des boîtes (nature), des surgelés (nature) si vous n'avez pas envie d'effiler vos haricots verts ou que les courgettes sont hors de prix car hors saison. En revanche, ne remplacez pas un ingrédient par un autre (un steak haché, ce n'est pas un hamburger, ce dernier contient habituellement du soja), un pavé de cabillaud, ce n'est pas du cabillaud pané, etc.

- *Choisissez de bons aliments,* vous en mangerez moins et, au final, cela vous coûtera moins cher pour un résultat incomparable. Par exemple, le pain du matin s'achète chez le boulanger, et non sous plastique en grande surface. Si vous êtes encore tentée par le pain en supermarché, lisez l'étiquette de sa composition (n'oubliez pas d'emporter votre loupe), vous comprendrez pourquoi nous insistons sur ce point : du sucre, du gras, des additifs... rien de bon pour vous.

- *On n'a rien sans rien :* si vous mangez comme avant, ne bougez pas (plus qu'avant), essayez de ruser en remplaçant une clémentine par un flan ici ou des pommes de terre vapeur par des frites là, on n'arrivera à rien. Vous devez être motivée pour démarrer ce programme, et vous y tenir. Sinon, attendez pour le commencer !

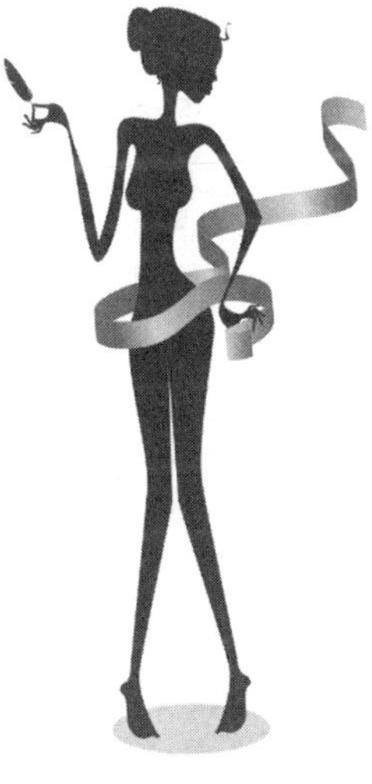

WEEK-END DÉTOX

Avant de démarrer votre régime brûle-graisses, nous vous conseillons vivement un week-end, ou au moins une journée, super-détox. En effet, perdre du poids réclame un système d'élimination en activité maximale, sinon vous risquez de perdre moins et moins vite que prévu. Cette petite parenthèse vous permettra en outre de préparer votre corps au changement d'alimentation qui l'attend. Vous serez moins fatiguée et plus motivée, le cap de la première semaine se passera mieux. Et puis vous allez faire le plein de vitamines, c'est un super-week-end détox qui s'annonce !

SAMEDI

Préparez une soupe détox de votre choix parmi les 7 proposées p. 57. Ne lésinez pas sur la quantité, car vous ne mangerez que cela demain, mais à volonté. Prévoyez donc un bon litre de soupe.

Pensez aussi à acheter des fruits pour votre petit-déjeuner. Même chose : ne lésinez pas car en cas de creux dans la journée, ce sont eux que vous mangerez. À volonté, mais à une seule condition : uniquement des fruits frais et simples, pas de jus ou de compote, ni de fruits travaillés. Zéro sucre ajouté, évidemment.

Vous pouvez aussi préparer un délicieux green smoothie détox (voir p. 192).

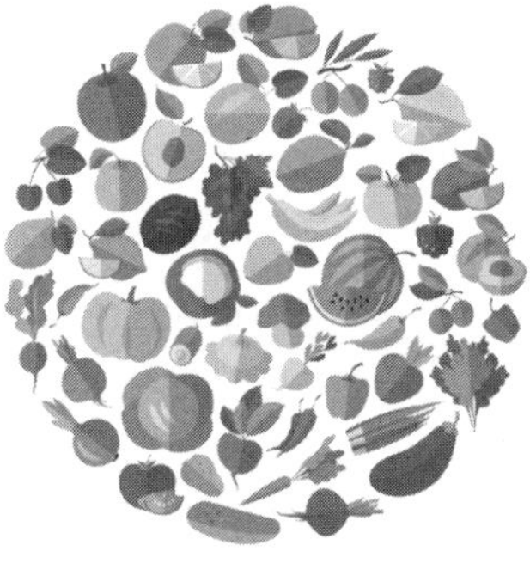

DIMANCHE

Vos menus

Petit-déjeuner

- Une grande tasse de thé nature (sans sucre ni lait)
- Fruits à volonté (banane, orange, poire, fraises...)

Déjeuner

- Soupe brûle-graisses

Goûter *(facultatif)*

- 1 banane et une barquette de fraises (ou tout autre fruit, à volonté)

Dîner

- Soupe brûle-graisses

Ne grignotez pas des fruits toute la journée, contrôlez votre consommation : mangez bien à chaque repas, autant qu'il le faut pour en sortir rassasiée, et ne consommez rien d'autre le reste du temps, à part de l'eau si vous avez soif.

Et aussi

Une détox, même courte, ne se conçoit pas seulement sur un plan alimentaire, mais aussi sur un plan pulmonaire et mental. Profitez de ce week-end pour :

- *Marcher en plein air :* faites de grandes balades en forêt, à la campagne, au bord de la mer, où vous voulez mais respirez à pleins poumons. N'allez pas vous entasser à la piscine ou en salle de sport : tout le monde dehors ! Si le temps n'est pas au beau fixe, prenez un parapluie ou reportez votre projet au week-end prochain.
- *Faire une « e-détox » :* lâchez l'ordinateur, la tablette, le smartphone et même la télévision. Les informations sont anxiogènes et les écrans empêchent de sortir car ils dévorent le temps. Un grand nombre de personnes en surpoids le sont devenues parce qu'elles ont du mal à « lâcher » : lâcher prise, lâcher leur fil d'actualité Facebook, lâcher leurs paquets de gâteaux, lâcher leur stress. Ce week-end, c'est exactement ce que vous devez faire : changer du tout au tout votre emploi du temps habituel, et ne vous occuper que de votre détox globale. Si vous avez l'habitude de faire le ménage le samedi par exemple, oubliez cette

fois-ci : vous le ferez samedi prochain, vous verrez, personne n'en mourra.

Réunissez votre matériel de sport indispensable : baskets – de bonne qualité, qui amortissent bien –, bas de jogging, tee-shirt ample, maillot de bain (pour marcher dans l'eau). Si possible, corde à sauter (sinon vous ferez sans, pas grave). + crème ou huile minceur.

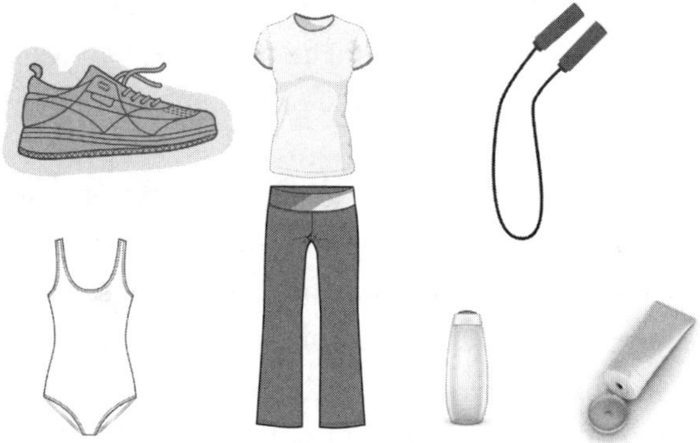

C'EST PARTI POUR VOTRE PROGRAMME BRÛLE-GRAISSES

Nous vous proposons 4 semaines de menus au jour le jour, avec rappel de vos exercices physiques à intégrer quotidiennement. Car manger mieux c'est une chose, mais redessiner sa silhouette et raffermir l'ensemble du corps passe forcément par davantage d'activité physique.

4 semaines super-brûle-graisses

Nous avons conçu ces menus pour que vous puissiez chaque jour, à chaque repas, manger des aliments brûle-graisses. Dans 3 semaines, en suivant nos menus, vous aurez perdu au moins une taille.

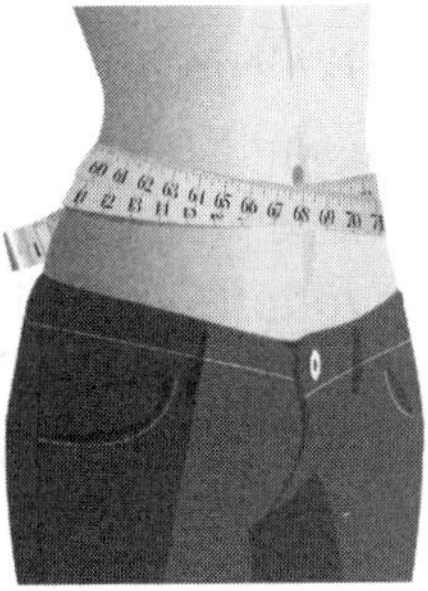

Les aménagements possibles

- *Pas faim le matin ?* Ne vous forcez pas à petit-déjeuner. Mais si vous êtes une habituée des coups de barre de 11 heures, prévoyez la même collation que celle inscrite au goûter. En revanche, pas le temps le matin ? Et du coup vous petit-déjeunez au bureau, d'un croissant et d'un café ? Pas d'accord. Levez-vous 15 minutes plus tôt !
- *Pas faim à l'heure du goûter ?* Ne mangez pas. Mais si vous avez tendance à atteindre difficilement le dîner parce que vous mourez de faim, ce serait quand même plus malin de vous offrir cette collation que d'attaquer le dîner par un demi-saucisson pour calmer le tigre de votre estomac.
- *Vous n'aimez pas l'un de nos plats du jour ou l'un de nos menus ?* Aucun problème : remplacez par un autre, d'un autre jour, quand vous voulez.
- *Vous n'avez pas le temps de cuisiner,* de préparer quoi que ce soit ? Nous non plus. C'est pourquoi même si cela n'est pas précisé à chaque fois, la *totalité* des menus peut être réalisée avec des produits frais (si emploi du temps tranquille, c'est évidemment l'idéal et le meilleur choix), ou surgelés, ou même en boîte.

Nous avons une préférence pour les *surgelés* car ils sont en général meilleurs, et on les trouve toujours « au naturel » (par exemple les haricots verts, les noix de pétoncle...). En plus, on déniche aussi des aromates super-pratiques, comme de l'ail déjà épluché et taillé en « semoule ».

Mais certains produits sont encore plus pratiques *en conserve* ou *sous vide,* ou n'existent que sous cette forme, comme le maïs, les châtaignes cuites ou les cœurs de palmier. Ils ont le mérite, aussi, d'être bien calibrés par portion, ce qui évite de déraper si vous avez tendance à toujours craindre « de ne pas avoir assez ».

- *Pas la saison pour les fruits et légumes mentionnés ?* Pas grave : soit vous les dénichez en surgelés – ils l'ont été en pleine saison, sinon ils auraient coûté trop cher à l'industriel –, soit vous les remplacez par un fruit ou un légume de saison. Pas de clémentine ? Prenez des fraises. Pas de raisin noir ? Prenez une poire.

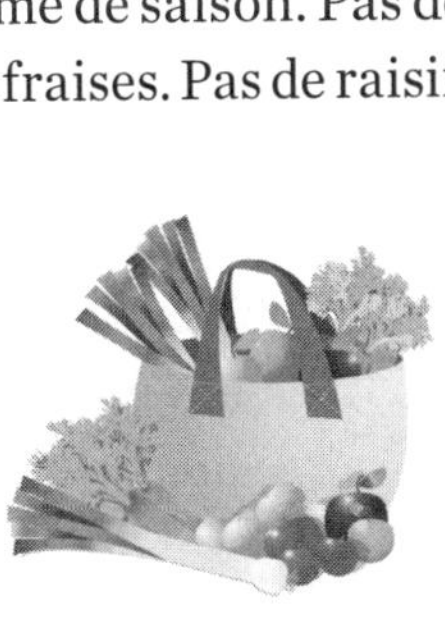

- *Le principal est d'articuler vos repas comme ceci :*
  — une entrée à base de légume cuit ou cru ;
  — un plat à base de viande, poisson ou œuf, mélange céréales/légumineuses végétarien + encore un légume ;
  — en dessert (ou en collation) des fruits et fruits secs, parfois un produit laitier.

  Il n'y a rien d'autre à savoir et il vous faut apprendre à jongler avec ces éléments de manière à manger sainement toute l'année, toute la vie. Alors vous comprenez bien que ce n'est pas en remplaçant vos abricots par une orange que vous mettrez en péril votre régime, au contraire : c'est le métier qui rentre, vous allez enfin manger « bien » sans contrainte et guidée par votre simple plaisir et appétit, en allant au marché ou au supermarché. Une nouvelle vie !

Les aménagements impossibles

- *Ne rajoutez rien aux menus, ne retirez rien non plus.* Tout ce qui est noté est bienvenu, tout ce qui ne l'est pas doit être évité. Par exemple, ne rajoutez pas discrètement du pain à chaque fois que vous lisez le mot « fromage », ne mettez pas de sucre dans votre yaourt nature, ne remplacez pas la pomme cuite du dessert par un pot de crème à la vanille, ne zappez pas les amandes par crainte de grossir, ne remplacez pas l'eau de boisson par un soda sans sucre sous prétexte qu'il n'apporte pas de calorie... À table on boit de l'eau, point. Rien d'autre, ni thé, ni vin rouge (sauf 1 verre maxi/jour si vous y tenez), ni bière. Seule concession : de l'eau pétillante.

- *Les édulcorants, quels qu'ils soient, sont inutiles.* Au-delà des polémiques sur le danger potentiel de l'un ou de l'autre, laissez tomber ces « aliments » qui ne vous aideront pas. Stévia, aspartame et compagnie : pas pour vous, ni pour personne. Y compris si vous êtes diabétique. Apprenez à vous débarrasser de votre éventuelle addiction au goût sucré, donc au sucre, cela sera nettement plus profitable et efficace.
- *On ne saute pas de repas, on n'en rajoute pas non plus.* On ne grignote pas entre les repas : seules les collations calibrées, cadrées et à heure fixe sont envisageables.
- *On ne néglige jamais la présentation.* Je ne veux voir personne manger son maïs à même la boîte (déjà vu !). Même si on a une très grosse faim on se maîtrise le temps de préparer une jolie assiette. C'est la preuve que l'on arrive à mettre une distance entre soi et

la nourriture, et non qu'elle gouverne nos instincts. On n'est pas au temps des cavernes, on fait des choses raffinées. Même si ce ne sont que des carottes râpées.

- *On prépare de préférence un plateau* sur lequel on pose tout ce qui est indiqué au menu, et on n'y reviendra pas. Par exemple on ne pose pas devant soi le compotier avec les 3 grappes de raisin achetées ce matin au marché : c'est écrit 1 grappe dans le livre, on pose une grappe dans un petit bol, point.

UNE JOURNÉE TYPE

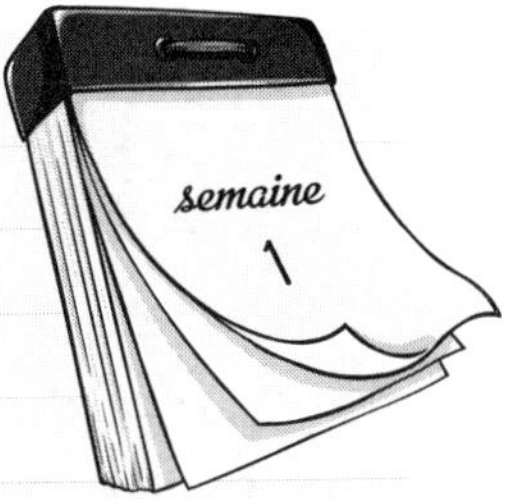

Bienvenue dans votre planning de warrior brûle-graisses ! Vos rendez-vous quotidiens :

- Réveil

  Exercice du jour : squats et chaise

  Douche chaude puis fraîche (au moins pieds et jambes), habillage, maquillage
- Petit-déjeuner brûle-graisses
- Tour de pâté de maisons ou transport vers le travail en mode actif : à pied, à vélo ou debout à marcher sur le quai du train/métro, etc.
- Déjeuner brûle-graisses
- Faire quelques pas toutes les heures, un ou deux étirements
- Retour « actif » vers la maison : à pied, à vélo, en marchant le plus possible si on attend le train, etc.
- Dîner brûle-graisses
- (juste avant ou après le film) Tour du pâté de maisons ou sortie des poubelles (un peu loin)
- Au lit !

LUNDI

Vos menus

Petit-déjeuner

- Thé vert, Earl grey (nature ou avec citron, mais sans sucre ni lait) ou café allongé
- 1 œuf coque
- 1 belle tranche de jambon
- 1 kiwi

Déjeuner

- 1 petite pomme à croquer
- 1 pavé de cabillaud aux haricots verts
- 1 yaourt nature demi-écrémé
- 1 café ou 1 thé sans sucre avec 2 amandes et 1 carré de chocolat noir

Goûter *(facultatif)*

- 1 thé vert ou 1 infusion (verveine, menthe... au choix)
- 2 abricots ou 2 clémentines
- 1 poignée de fruits secs (amandes, noisettes, raisins, cranberries...)

Dîner

- Soupe brûle-graisses (voir p. 57)
- Riz complet
- 1 fromage blanc saupoudré d'un peu de cannelle ou de cacao
- 1 petite grappe de raisin noir
- 1 infusion au choix (toujours sans sucre)

Aujourd'hui vous faites quoi pour vous ?

Votre exercice du matin (avant la douche) : le squat

Cette semaine on travaille les cuisses, car ce sont les plus gros muscles du corps et les plus grands consommateurs d'énergie (= les plus « brûle-graisses »). D'où la marche, la marche dans l'eau, monter les escaliers, le running... conseillés tout au long du programme.

➔ Un bon squat brûle-graisses

Pensez à « squatter » dès que vous faites quelque chose de statique, debout, par exemple pendant que vous vous brossez les dents, ou que vous regardez le JT vite fait à la télé alors que le riz complet cuit.

On plie les jambes pour descendre s'asseoir ou, même, encore plus bas. Et on remonte. Et on redescend tranquillement. Et on remonte sans souffler comme un bœuf. Oui, c'est dur.

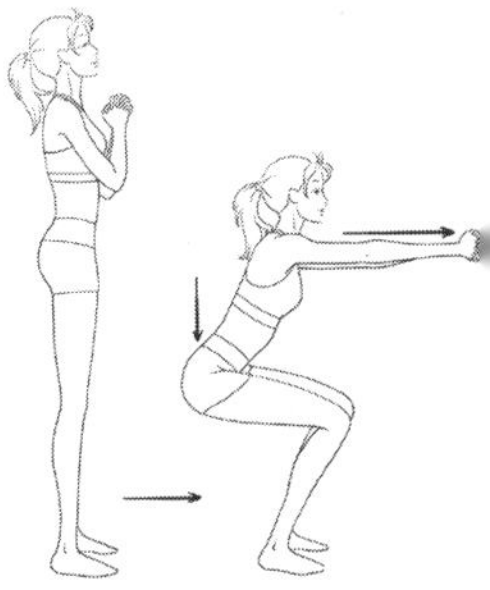

Plus on descend, plus c'est dur... *To squat* veut dire « s'accroupir » en anglais. Mais je serais très surprise que vous parveniez à vous accroupir et à remonter souplement dès la première fois ! Si vous parvenez à mi-chemin ce sera déjà très bien.

➔ Quels muscles travaillent ?

Les abdos, les cuisses, les fesses.

MARDI

Vos menus

Petit-déjeuner

- Thé Earl grey (nature ou avec citron, mais sans sucre ni lait)
- 3 tranches de pain aux céréales
- Fine couche de beurre
- 1 orange

Déjeuner

- 1 belle carotte à croquer
- Crevettes à l'ananas
- Riz au lait à la cannelle

Goûter *(facultatif)*

- 1 thé vert ou 1 infusion (verveine, menthe... au choix)
- 2 abricots ou 2 clémentines
- 1 poignée de fruits secs (amandes, noisettes, raisons, cranberries...)

Dîner

- Soupe brûle-graisses (voir p. 57)
- Dinde et champignons, riz complet
- Fromage blanc au coulis de fruits rouges

Aujourd'hui vous faites quoi pour vous ?

Votre exercice du matin (avant la douche) : le squat avec bouteille

Comme hier, on... squatte ! On peut augmenter la difficulté en portant des poids (par exemple 1 mini-bouteille d'eau pleine en guise d'haltère dans chaque main), ce que font souvent les fans de muscu en salle, une grosse barre de métal sur les épaules avec des méga-poids sur les côtés. Mais attention au dos !

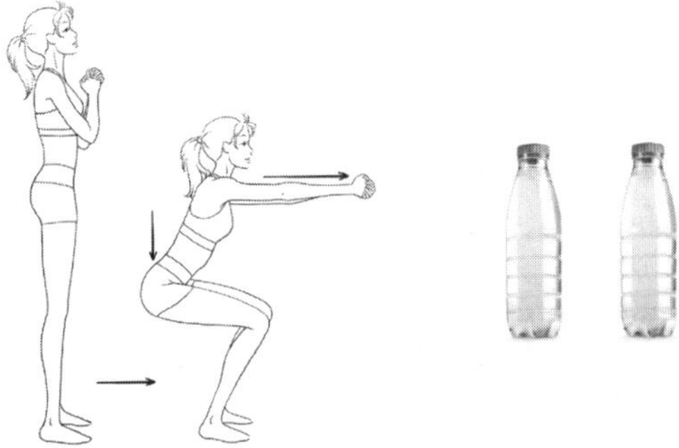

Quels muscles travaillent ?

Les abdos, les cuisses, les fesses, le haut du dos.

MERCREDI

Vos menus

Petit-déjeuner

- Thé vert (nature, sans sucre ni lait)
- Muesli sans sucre ajouté
- Lait (vache, soja, amande...)
- 2 clémentines

Déjeuner

- Radis à la croque au poivre
- Moules marinières
- 1 petite mangue

Goûter (facultatif)

- 1 thé vert ou 1 infusion (verveine, menthe... au choix)
- 2 abricots ou 2 clémentines
- 1 poignée de fruits secs (amandes, noisettes, raisons, cranberries...)

Dîner

- Soupe brûle-graisses (voir p. 57)
- Jambon, petits pois
- Salade de mâche avec Carré frais
- 2 tranches d'ananas frais

Aujourd'hui vous faites quoi pour vous ?

Votre exercice du matin (avant la douche) : la chaise

Aujourd'hui, on va encore faire travailler les cuisses et les muscles posturaux, mais en plus statique qu'avec le squat d'hier. C'est un peu le même principe, mais on est adossé au mur le dos bien droit, et on descend le long du mur jusqu'à s'asseoir... sans chaise. Les cuisses sont exactement parallèles au sol, les pieds bien à plat par terre, comme si vous étiez assise bien droite dans une chaise. Et là, on essaie de tenir 1 minute, c'est l'objectif.

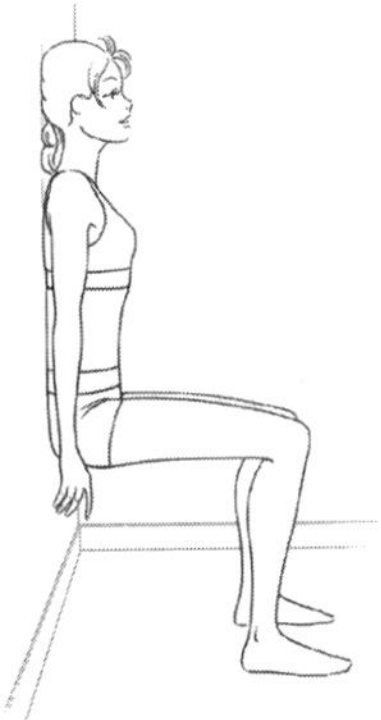

➔ Quels muscles travaillent ?

Les cuisses, les fesses.

JEUDI

Vos menus

Petit-déjeuner

- Thé noir (fumé, Ceylan..., nature, sans sucre ni lait)
- 2 tranches de pain aux céréales
- 1 Carré frais
- 1 mini-concombre
- 1 pêche ou 1 orange

Déjeuner

- Tomate mozza à l'aneth
- Lapin à la moutarde, spaghettis *al dente*
- 1 poire

Goûter *(facultatif)*

- 1 thé vert ou 1 infusion (verveine, menthe... au choix)
- 2 abricots ou 2 clémentines
- 1 poignée de fruits secs (amandes, noisettes, raisons, cranberries...)

Dîner

- Soupe brûle-graisses (voir p. 57)
- Tartare de saumon, quinoa
- Fraises à la menthe

Aujourd'hui vous faites quoi pour vous ?

Atelier pratique automassage super-déstockage

Relâche ! Pas d'exercice avant le petit-déjeuner. On s'initie en revanche à l'automassage déstocke-graisses et anticellulite. Ça ne vous empêchera évidemment pas de garder le rythme de votre activité physique maximale tout au long de la journée : marche, vélo, escaliers...

➔ Automassage super-déstockage en 4 étapes

- Versez un petit peu d'huile végétale (jojoba, sésame, macadamia...) dans le creux de vos mains chaudes. Dans l'idéal, c'est un mélange huile végétale + 3 gouttes d'huiles essentielles (cyprès, cèdre de l'atlas, genévrier, citron, pamplemousse) : les premières permettent à la main de bien glisser sur la peau, les secondes, de multiplier l'effet déstocke-graisses dû au massage.

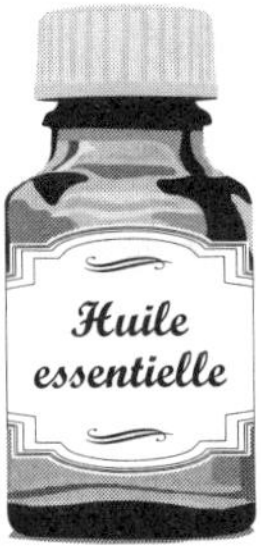

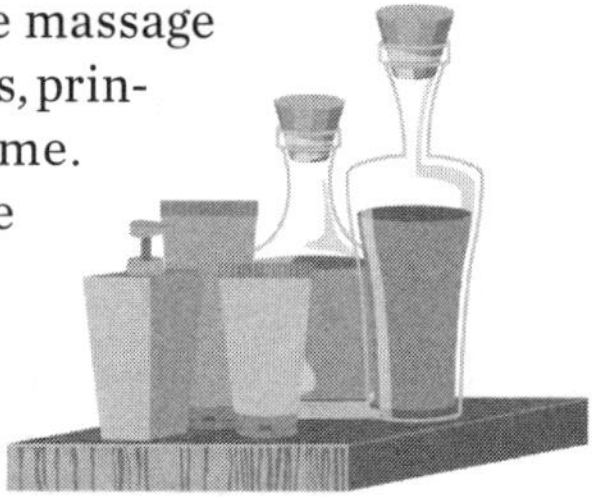

- Appliquez votre huile de massage sur les cuisses et les fesses, principales zones à problème. Une très fine couche suffit, s'il y en a trop vous allez glisser et mal accomplir votre automassage : en cas d'excès, retirez-le avec un mouchoir jetable.
- *Fesses* – Debout, pincez le pli du bas des fesses entre votre pouce et votre index, et remontez vers le haut de la fesse en formant une vague. Malaxez, pétrissez, malmenez... sans toutefois vous faire mal. Les « pincements » reproduisent le principe du palper-rouler, aussi désagréable qu'efficace. Il faut déranger un peu la zone mais sans brusquer non plus outre mesure. Insistez 3 bonnes minutes par fesse.
- *Cuisses* – Assise, reproduisez exactement le même pincement/palper-rouler tout au long de la cuisse dans un mouvement descendant (vous partez du haut des cuisses pour descendre vers les genoux) puis remontez dans l'autre sens d'un seul trait, comme pour « lisser » la peau que vous venez de froisser. Commencez par la face extérieure, puis intérieure, ainsi 3 fois de suite, puis changez de cuisse.

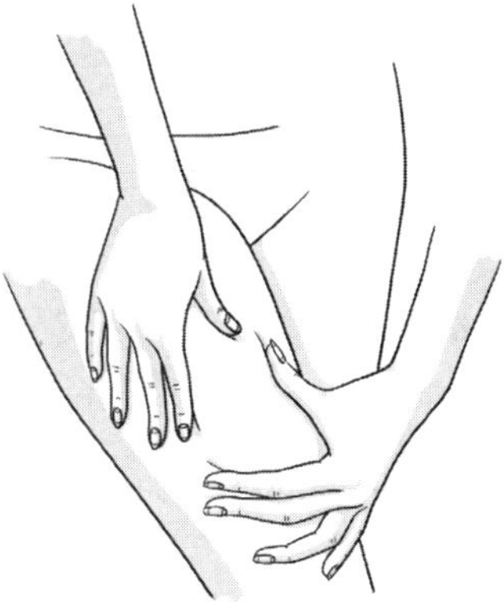

- Terminez en dessinant de grands ronds doux sur les fesses et les cuisses, les mains bien à plat, pour conclure en douceur la séance.

VENDREDI

Vos menus

Petit-déjeuner

- Thé vert (nature, sans sucre ni lait)
- Muesli sans sucre ajouté
- Lait (vache, soja, amande...)
- 2 clémentines

Déjeuner

- 1 petite pomme à croquer
- Pavé de thon à la tomate
- 1 part de fromage affiné (camembert, cantal...)
- 1 pêche ou 5 litchis

Goûter *(facultatif)*

- 1 thé vert ou 1 infusion (verveine, menthe... au choix)
- 2 abricots ou 2 clémentines
- 1 poignée de fruits secs (amandes, noisettes, raisons, cranberries...)

Dîner

- Salade de pois chiches au yaourt et cumin
- Steak, carottes et courgettes poêlées au cumin
- 1 pomme cuite

Aujourd'hui vous faites quoi pour vous ?

Votre exercice du matin (avant la douche) : la chaise bancale

C'est comme la chaise de mercredi mais on corse un peu le jeu : une fois « assise », tendez une jambe droit devant vous. Avec le sourire s'il vous plaît ! Essayez de tenir 10 secondes. Puis changez de jambe. Ça tire hein ?

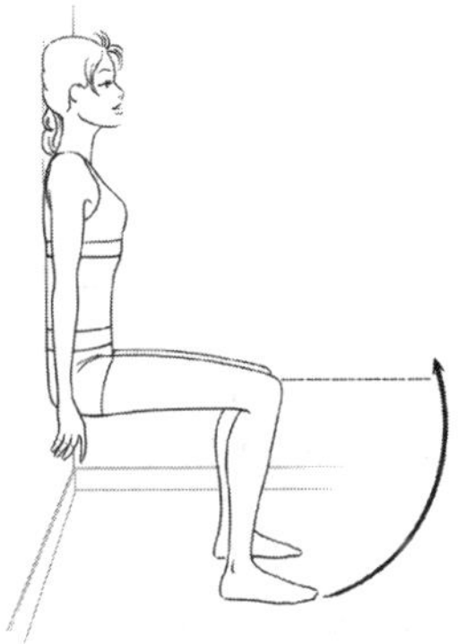

➔ Quels muscles travaillent ?

Les cuisses, les fesses, les abdos.

SAMEDI

Vos menus

Petit-déjeuner

- Thé Earl grey (nature ou avec citron, mais sans sucre ni lait)
- 3 tranches de pain aux céréales
- Fine couche de beurre
- Miel
- 1 orange

Déjeuner

- Soupe de légumes au choix aux flocons d'avoine
- Blanc de poulet au curry, chou-fleur vapeur, orge à l'eau et au curcuma
- 1 café ou 1 thé sans sucre avec 2 amandes et 1 carré de chocolat noir

Goûter *(facultatif)*

- 1 smoothie frais (pas un jus !)
- 1 barre de céréales « haut de gamme » (sans sucre ajouté)

Dîner

- Soupe de lentilles
- Grande assiette végétarienne avec quinoa, noix, amandes, épinards...
- Salade de fruits frais (pas au sirop)

Aujourd'hui vous faites quoi pour vous ?

Votre exercice du jour : le running

Aujourd'hui, c'est samedi. On se jette dans le grand bain... façon de parler. Vous allez faire votre première sortie running. Oui je sais, je sais, ce n'est pas pour vous, vous vous essoufflez tout de suite, vous n'y arriverez jamais, c'est trop dur, etc. Je sais tout cela. Mais nous allons quand même y aller ensemble. Et vous serez tellement fière de vous au retour !

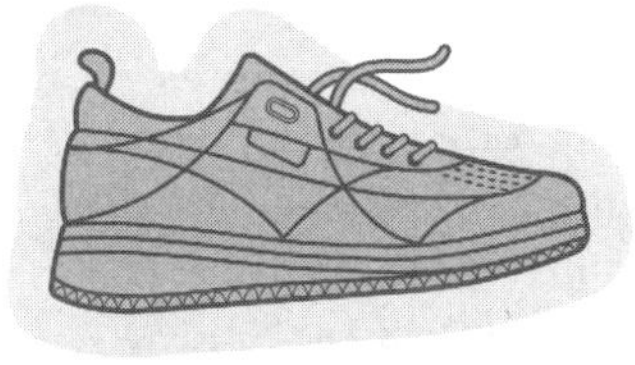

➔ Je me mets au running en 4 étapes*

Vous allez courir, ce matin. Oui Madame, comme tous ceux que vous croisez (et enviez). Bien sûr, vous ne ferez pas le semi-marathon, pas encore. Mais c'est le premier pas qui compte. Vous verrez, une fois en piste, vous progresserez inexorablement et très, très vite, vous ne pourrez plus vous en passer. Mais nous n'en sommes pas encore là, pour le moment vous ne savez même pas comment vous

** Si la météo vous fait des misères, remplacez l'activité du jour par celle de demain ! N'allez pas courir sous la pluie pour nous rapporter une pneumonie.*

habiller pour mettre un pied devant l'autre. Alors on va tout faire ensemble :

- Enfilez un bas de jogging et un haut confortable et pas trop chaud – par exemple un tee-shirt, éventuellement avec un sweat-shirt fin s'il fait moins de 12 °C. En dessous, un soutien-gorge de sport digne de ce nom (oubliez la dentelle), et surtout, une bonne paire de baskets. Si vous n'avez pas cet article, passe pour cette fois, mais le week-end prochain, c'est obligatoire. Dans votre poche, vos clés, et à votre poignet, une montre. Point final, c'est parti.
- Alternez marche, marche rapide et course comme suit :
  - Marche lente : 3 minutes
  - Marche rapide : 2 minutes
  - Jogging lent : 10 secondes
  - Marche rapide : 2 minutes
  - Jogging lent : 30 secondes
  - Marche rapide : 30 secondes
  - Jogging lent : 45 secondes
  - Marche rapide : 10 secondes
  - Jogging lent : 1 minute
  - Marche rapide : 10 secondes
  - Jogging lent : 1 minute
  - Marche lente/récupération : 5 minutes minimum
  - Retour maison, douche. Youpi !

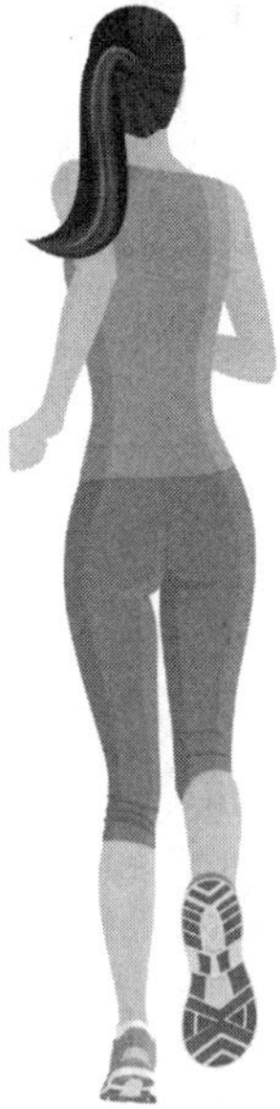

➔ Quels muscles travaillent ?

Les cuisses, les fesses, les mollets, les pieds, les abdominaux... Et le cœur (oui, c'est un muscle !).

DIMANCHE

Vos menus

Petit-déjeuner

- Thé de Chine (nature, sans sucre ni lait)
- 1 œuf coque
- 1 tranche de jambon
- 1 orange

Déjeuner

- Grande assiette de fruits de mer (coquillages, crustacés...) sans mayo !
- Barquette de framboises (ou ramequin de fruits rouges décongelés du matin)
- 1 café ou 1 thé sans sucre

Goûter *(facultatif)*

- 1 smoothie frais (pas un jus !)
- 1 barre de céréales « haut de gamme » (sans sucre ajouté)

Dîner

- Salade de haricots rouges et germes de soja
- Poulet au gingembre, poêlée de légumes croquants
- 1 poire brûle-graisses (en cubes doucement revenus avec de la cannelle dans une casserole pendant votre repas)

Pssst : préparez une tournée de soupe brûle-graisses, comme dimanche dernier !

Aujourd'hui vous faites quoi pour vous ?

Votre exercice du jour : la marche aquatique brûle-graisses

Aujourd'hui, dimanche, on plonge en vrai dans le grand bain.

Direction la piscine, ou évidemment la mer pour les plus chanceuses. Le milieu marin est idéal car les courants et la salinité vont rendre l'exercice plus difficile, donc plus efficace. En plus, on respire le bon air, plein d'embruns et d'iode, qui va booster la thyroïde, notre chef d'orchestre minceur. Si l'eau est fraîche ou qu'il ne fait pas chaud dehors, enfilez une combinaison et des chaussons en néoprène (investissement génial). À la piscine, avec le chlore, c'est pas la même. Mais c'est bien mieux que rien !

- Entrez dans l'eau jusqu'à la poitrine. Et marchez. Marchez, marchez, marchez. Plus vous marchez vite, plus vous devez gainer, plus vos muscles travaillent, plus vous brûlez des graisses. C'est encore plus le cas si l'eau est fraîche. Vous pouvez alterner en marchant parfois en arrière, ou sur le côté, pieds rentrés, pieds sortis... Variez vos sensations !
- Au début, c'est un jeu d'enfant, mais très vite, vous allez voir qu'on ne rigole pas. Allez-y avec une copine, c'est plus amusant. Solitaire ? Vous pouvez écouter de la musique pendant votre exercice (il existe des petits MP3 résistants à l'eau très bon marché).

- Restez dans l'eau à marcher rapidement pendant 30 à 45 minutes. Attention : il ne s'agit pas de papoter avec une copine les pieds au bord de l'eau, on s'est bien comprises ?

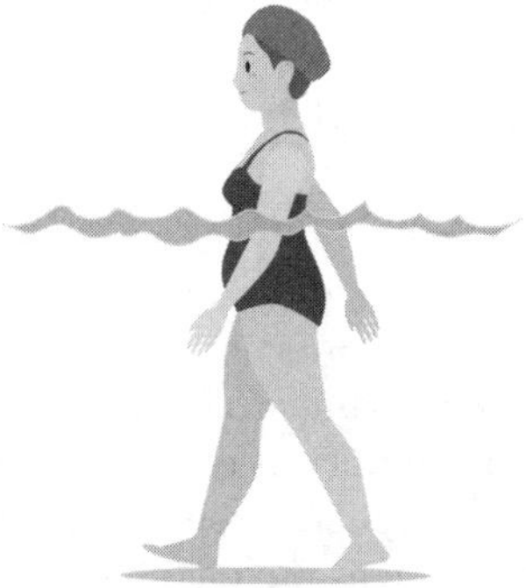

➔ Quels muscles travaillent ?

Les cuisses, les fesses, le ventre, le dos.

UNE JOURNÉE TYPE

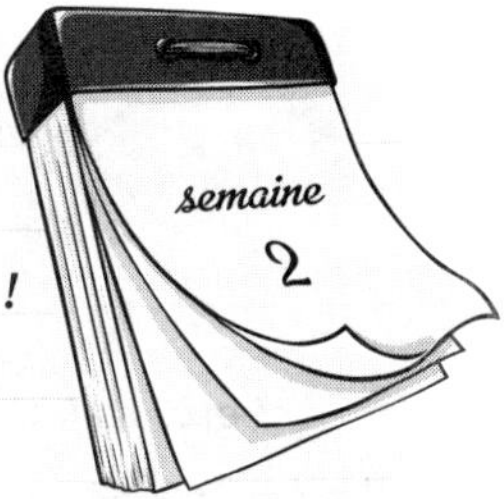

Semaine 2 : ça se corse... On y va !

- Réveil

  Squats, chaise et sauts

  Douche chaude puis fraîche (au moins pieds et jambes), habillage, maquillage
- Petit-déjeuner brûle-graisses
- Transport « actif » vers le travail : à pied, à vélo, en marchant le plus possible si on attend le train, etc.
- Escaliers (3 étages) le plus vite possible à monter ET descendre
- Déjeuner brûle-graisses
- Escaliers (4 étages) le plus vite possible à monter ET descendre
- Retour « actif » vers la maison : à pied, à vélo, en marchant le plus possible si on attend le train, etc.
- Dîner brûle-graisses
- (juste avant ou après le film) Tour du pâté de maisons en marchant relativement vite
- Au lit ! Chambre aérée et fraîche.

Vous avez bien votre matériel « sport » avec vous, et vous avez préparé de la Soupe brûle-graisses (voir p. 57) ? Parfait, on poursuit.

LUNDI

Vos menus

Petit-déjeuner

- Thé vert (nature, sans sucre ni lait)
- Flocons d'avoine + lait (2 minutes de cuisson), cannelle
- 2 clémentines ou 5 fraises

Déjeuner

- 1 petite pomme à croquer
- Omelette (2 œufs) aux fines herbes, grosse salade verte avec oignons
- 1 café ou 1 thé sans sucre avec 2 amandes

Goûter *(facultatif)*

- 1 thé vert ou 1 infusion (verveine, menthe... au choix)
- 2 carrés de chocolat noir
- 1 poignée de fruits secs (amandes, noisettes, raisons, cranberries...)

Dîner

- Soupe brûle-graisses (voir p. 57)
- Jambon cuit (2 tranches), lentilles
- Salade d'orange à la cannelle

Aujourd'hui vous faites quoi pour vous ?

Deuxième semaine, la graine de championne qui sommeillait en vous est en train d'éclore. Il est temps de diversifier les exercices pour varier les plaisirs (et les courbatures !).

Votre exercice du matin (avant la douche) : 2 squats et 2 minutes de corde à sauter

Le squat, vous connaissez, c'est la même chose que lundi dernier.

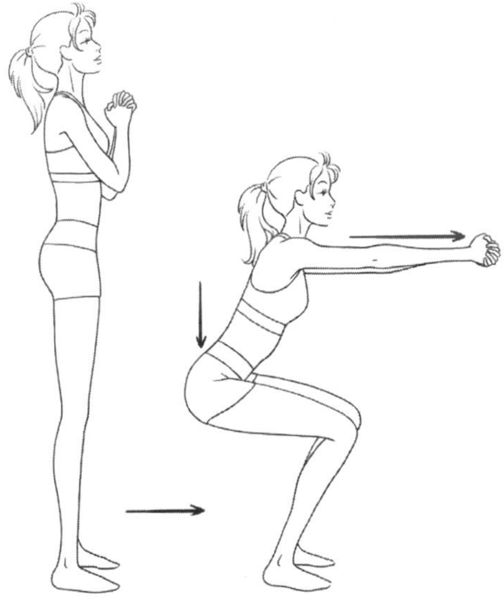

Après l'effort... un autre effort ! Ce matin, on attaque la corde à sauter. Parce qu'il n'y a pas plus « cardio » et plus brûle-graisses que cette activité, et qu'elle oblige en plus à un bon équilibre, à une parfaite maîtrise de son corps pour que tout soit bien coordonné. Le mode d'emploi est simple : vous vous mettez en position, vous gainez tout le corps (indispensable pour trouver l'énergie et la force de soulever votre propre poids en l'air !), vous sautez tel un cabri. Et vous retombez avec grâce sur la partie avant du pied et non comme un buffle sur les talons.

Si vous avez une corde à sauter (2 euros en magasin de sport), c'est bien sûr l'idéal. Sinon, pas grave vous ferez semblant et, en plus, comme vous prendrez moins de place, vous pourrez réaliser votre exercice discrètement dans la salle de bains.

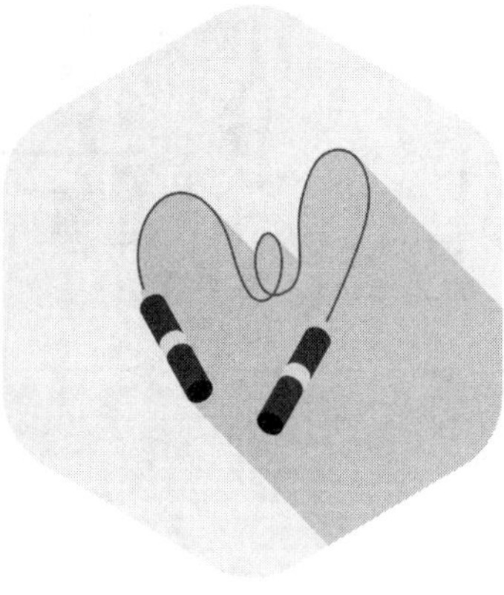

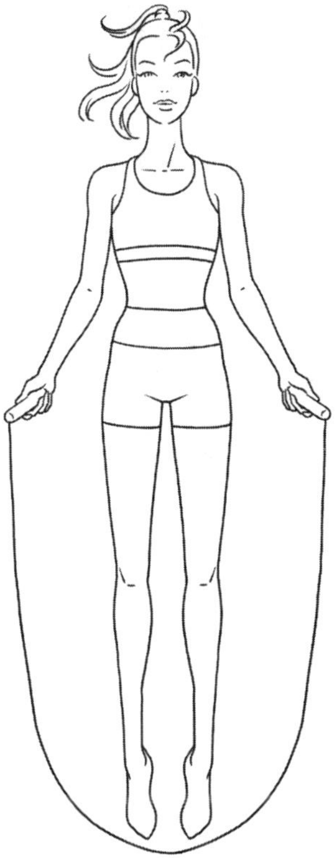

➔ Quels muscles travaillent ?

L'ensemble du corps. Cœur compris !

MARDI

Vos menus

Petit-déjeuner

- Thé noir (fumé, Ceylan..., nature, sans sucre ni lait)
- 2 tranches de pain aux céréales
- 1 Carré frais
- 1 mini-concombre
- 1 pêche ou 1 orange

Déjeuner

- Salade de champignons avec filet de citron, sel, poivre, aneth
- Soupe brûle-graisses (voir p. 57), 1 tranche de jambon
- 1 barquette de fruits rouges/noirs (mûres, cassis...)

Goûter *(facultatif)*

- 1 thé vert ou 1 infusion (verveine, menthe... au choix)
- 2 abricots ou 2 clémentines
- 1 poignée de fruits secs (amandes, noisettes, raisons, cranberries...)

Dîner

- Bâton de céleri et chou-fleur à tremper dans du fromage blanc à l'aneth
- Veau à la ratatouille (tomate, oignon, aubergine, courgette...)
- Poignée d'amandes, raisins secs et autres fruits secs

Aujourd'hui vous faites quoi pour vous ?

Votre exercice du matin (avant la douche) : la chaise et 2 minutes de corde à sauter

Faites une petite chaise de 30 à 40 secondes si vous le pouvez, et enchaînez avec la corde à sauter. Le tout vous prendra 2 min 40 max et je vous assure que ça réveille pour la journée ! Ceux qui avaient l'habitude de vous trouver un peu « molle » le matin, ça va les changer...

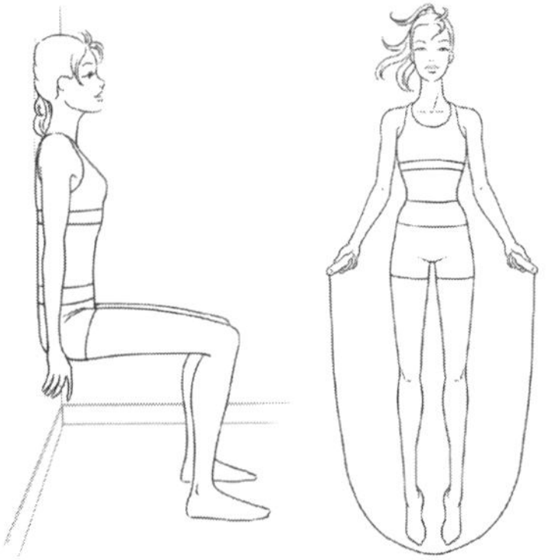

➔ Quels muscles travaillent ?

Les cuisses et l'ensemble du corps.

MERCREDI

Vos menus

Petit-déjeuner

- Thé Earl grey (nature ou avec citron, mais sans sucre ni lait)
- 3 tranches de pain aux céréales
- Fine couche de beurre
- Miel
- 1 orange

Déjeuner

- 1 petite pomme à croquer
- Pavé de saumon, brocoli vapeur
- Smoothie au choix (100 % fruits, sans sucre ajouté, sans lait)

Goûter (*facultatif*)

- 1 thé vert ou 1 infusion (verveine, menthe... au choix)
- 2 abricots ou 2 clémentines
- 1 poignée de fruits secs (amandes, noisettes, raisins, cranberries...)

Dîner

- Soupe brûle-graisses (voir p. 57)
- Escalope de dinde, concombre à la poêle
- 1 pomme cuite toute simple (5 à 7 minutes au micro-ondes)

Aujourd'hui vous faites quoi pour vous ?

Votre exercice du matin (avant la douche) : la chaise + 2 squats + la corde

Vous n'avez plus peur de rien ! Un mental de warrior est en train de vous gagner, et vous commencez à ressentir les bienfaits physiques de vos efforts. Ça fait du bien de reprendre le contrôle de son corps, non ?

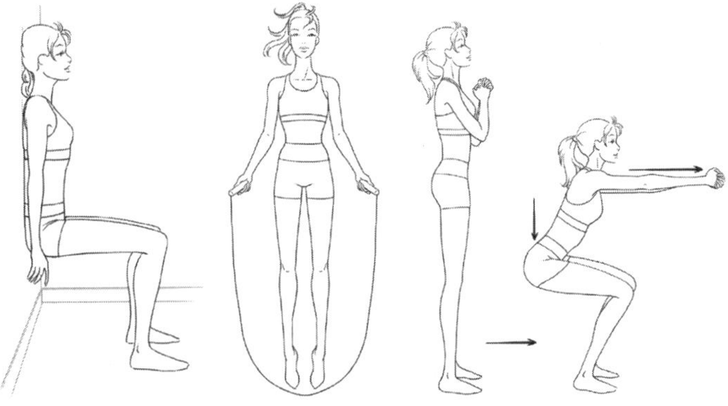

➔ Quels muscles travaillent ?

Tous !

JEUDI

Vos menus

Petit-déjeuner

- Thé vert (nature, sans sucre ni lait)
- Muesli sans sucre ajouté
- Lait (vache, soja, amande...)
- 2 clémentines

Déjeuner

- 1 belle carotte à croquer
- Jambon, poêlée de choux de Bruxelles et châtaignes
- Endive aux noix et part de bleu

Goûter (*facultatif*)

- 1 thé vert ou 1 infusion (verveine, menthe... au choix)
- 2 abricots ou 2 clémentines
- 1 poignée de fruits secs (amandes, noisettes, raisons, cranberries...)

Dîner

- Soupe brûle-graisses (voir p. 57)
- Calamars à la sauce tomate
- Fromage blanc avec 1 fruit de saison en morceaux

Aujourd'hui vous faites quoi pour vous ?

Atelier pratique réflexologie brûle-graisses

Jour tranquille, c'est les vacances ! Pas d'exercice spécifique du matin, mais évidemment on ne lâche rien sur le reste de la journée : on marche, on pédale, on grimpe, on court...

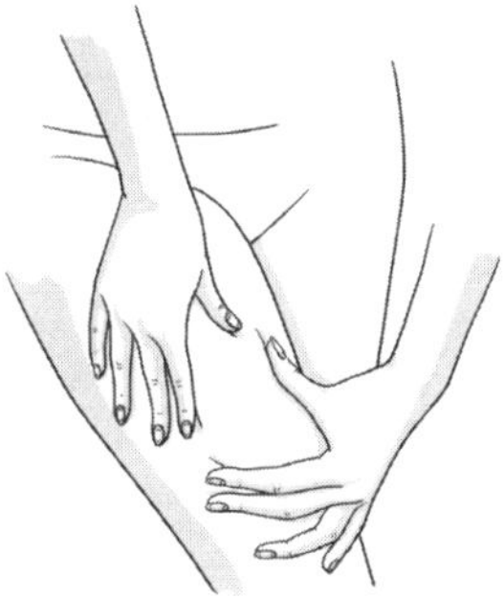

Mais une journée sans nouveau « turbo brûle-graisses » serait une journée de perdue... Alors offrez-vous au choix un automassage super-déstockage (voir p. 121), ou essayez la réflexologie. Cette méthode ancestrale, part intégrante de la médecine chinoise depuis des millénaires, consiste à stimuler des points précis sous la plante des pieds et la paume des mains, afin de booster les organes correspondants.

Pour l'élimination et l'objectif brûle-graisses, visez les points ci-dessous :

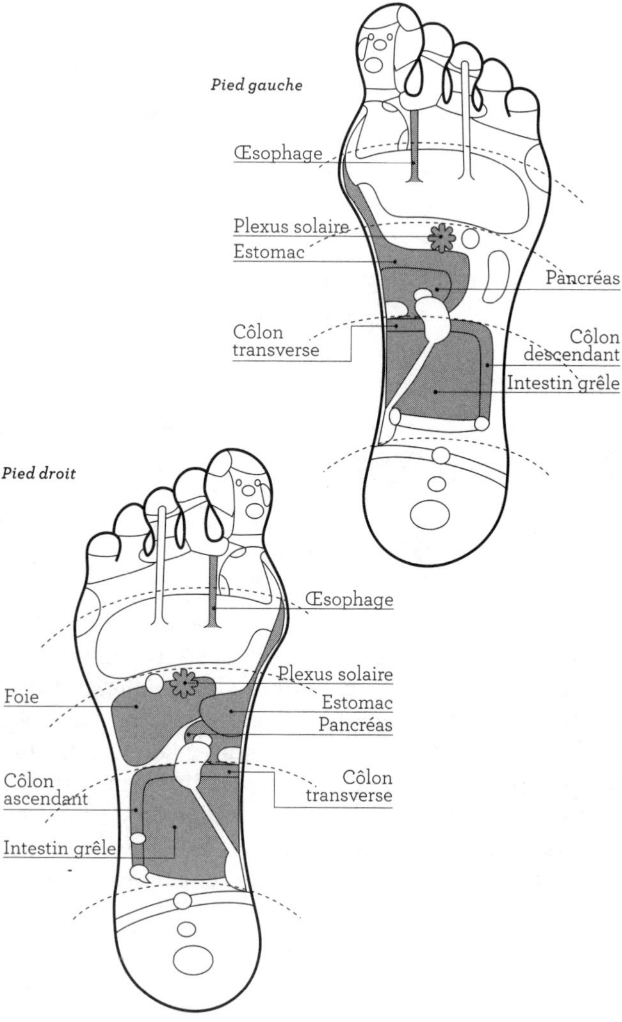

Appuyez fermement avec votre pouce sur les endroits mentionnés en tournant lentement sur place pendant une dizaine de secondes.

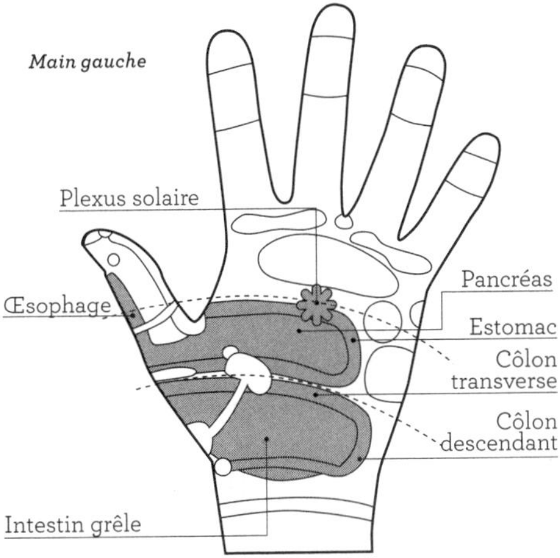

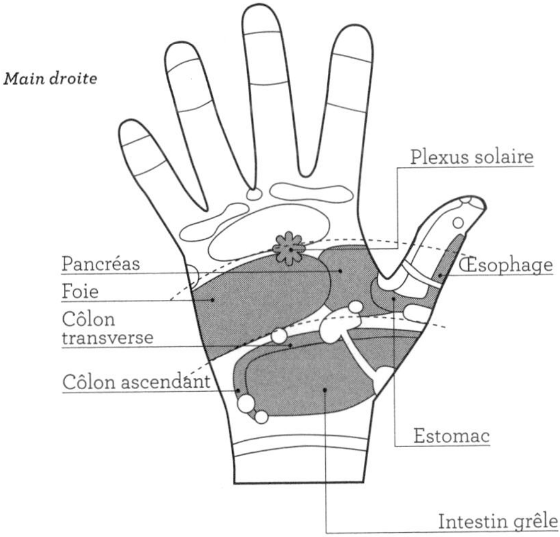

VENDREDI

Vos menus

Petit-déjeuner

- Thé de Chine (nature, sans sucre ni lait)
- 1 œuf coque
- 1 tranche de jambon
- 1 tomate

Déjeuner

- Crevettes grises
- Maquereaux au four, 2 pommes de terre vapeur, salade verte
- 1 petite poignée de mirabelles ou 1 compote sans sucre ajouté

Goûter *(facultatif)*

- 1 thé vert ou 1 infusion (verveine, menthe... au choix)
- 1 fromage blanc, cannelle
- 1 carré de chocolat noir

Dîner

- 1 belle carotte à croquer
- Dorade aux petits légumes
- Mâche, 4 cerneaux de noix et 1 part de fromage bleu au choix, 1 morceau de pain
- Smoothie : 1 pomme, 1 poire, 1 yaourt (au blender)

Aujourd'hui vous faites quoi pour vous ?

Votre exercice du matin (avant la douche) : la chaise

Et c'est reparti pour une chaise, vous devez commencer à tenir plus longtemps que 2 ou même 10 secondes maintenant. Vos cuisses savent ce qu'elles ont à faire.

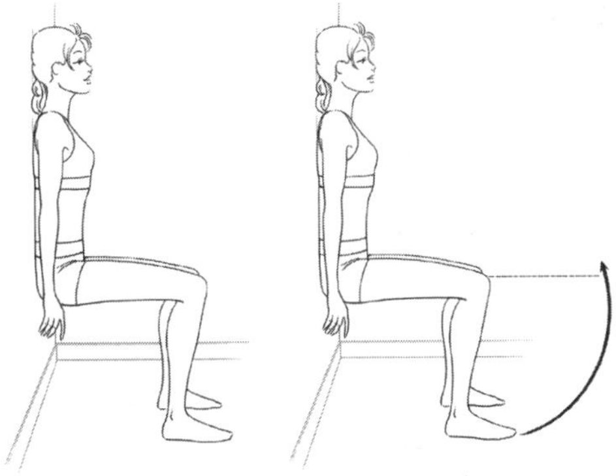

➔ Quels muscles travaillent ?

Les abdos, les cuisses, les fesses.

SAMEDI

Vos menus

Petit-déjeuner

- Thé vert (nature, sans sucre ni lait)
- Flocons d'avoine + lait (2 minutes de cuisson), cannelle
- 2 clémentines

Déjeuner

- Salade de haricots verts tièdes avec amandes effilées
- Tartare de bœuf, mélange de jeunes pousses (mesclun ou pousses d'épinards)
- Semoule au lait (vache, amande, soja...)

Goûter *(facultatif)*

- 1 smoothie frais (pas un jus !)
- 1 barre de céréales « haut de gamme » (sans sucre ajouté)

Dîner

- Carottes râpées (maison)
- Soupe de poisson
- Banane découpée en rondelles dans un ramequin de fromage blanc, filet de miel

Aujourd'hui vous faites quoi pour vous ?

Votre exercice du jour : running round 2

De récentes études indiquent que pratiquer la course à pied épisodiquement et à moyenne intensité est la meilleure façon de rester en bonne santé et d'accroître sa longévité. Exactement ce que nous vous proposons dans ce programme ! Et il reste toujours le sport brûle-graisses roi.

Reprenez le rythme de la semaine dernière, en alternant marche, marche rapide et « petits runs », le tout pendant 30 à 40 minutes. Vous devriez déjà avoir besoin de marcher moins longtemps, et tenir davantage en course. Sinon, ce sera le cas samedi prochain. On progresse très très vite en jogging !

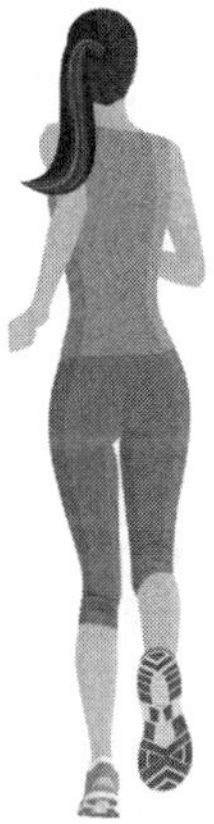

Si vous avez un bois, une plage, un chemin, un parc ou même un stade à portée de baskets, c'est super. Pas question d'aller courir dans la pollution, le long d'une autoroute ou dans un centre-ville. Si vous n'avez pas le choix, passez tout de suite à l'exercice de demain, et vous y retournerez... demain aussi !

➔ Quels muscles travaillent ?

Les abdos, les cuisses, les fesses.

DIMANCHE

Vos menus

Petit-déjeuner

- Thé Earl grey (nature ou avec citron, mais sans sucre ni lait)
- 3 tranches de pain aux céréales
- Fine couche de beurre
- Miel
- 1 orange

Déjeuner

- 1 belle carotte à croquer
- Grande salade mixte avec œuf dur, thon, tomate, maïs, concombre, olives noires, tronçons de céleri...
- 1 compote sans sucre ajouté

Goûter *(facultatif)*

- 1 thé vert ou 1 infusion (verveine, menthe... au choix)
- 1 poignée de fruits secs (amandes, noisettes, raisons, cranberries...)

Dîner

- Chèvre chaud sur tomate
- Cabillaud aux câpres, riz complet, épinards fondus à l'huile d'olive
- Sorbet citron

Hey ! Pensez à préparer une tournée de soupe brûle-graisses, comme dimanche dernier !

Aujourd'hui vous faites quoi pour vous ?

Votre programme : un grand bol d'air 100 % nature

Quartier libre à condition que vous soyez dehors : une grande balade dans la nature, une randonnée, du vélo... Si vous pouvez vous sauver toute la journée, c'est encore mieux. Votre déjeuner est conçu pour filer dans une boîte repas, alors ne boudez pas votre plaisir !

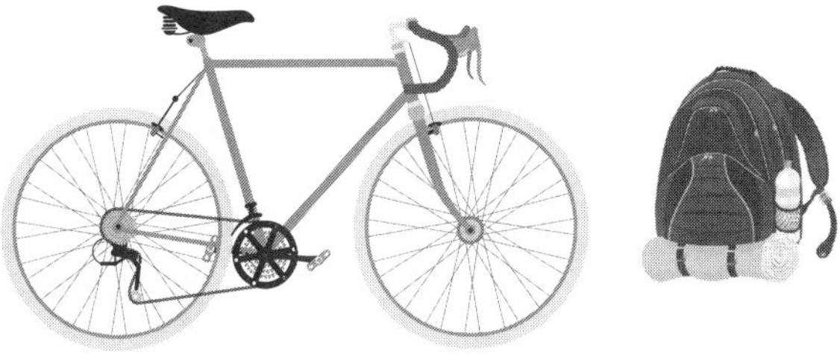

Il pleut des cordes ? Pas grave, reportez-vous sur la marche aquatique, comme dimanche dernier.

➔ Quels muscles travaillent ?

Les abdos, les cuisses, les fesses, le haut du dos.

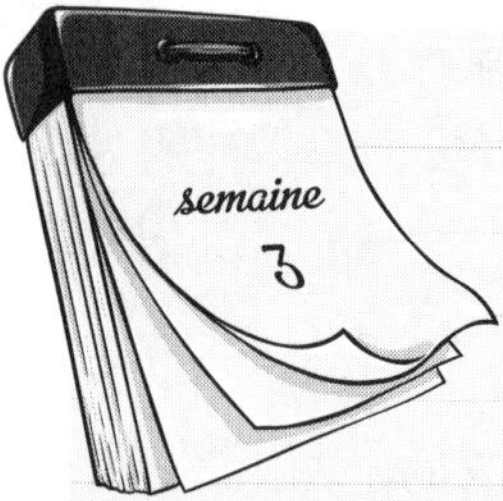

UNE JOURNÉE TYPE

Semaine 3 : ouche ! Le principe : augmentez encore votre niveau d'activité physique, sans pour autant que cela vous prenne 1 seconde au quotidien. Vous ne devez pas rester inactive plus de 20 à 30 minutes au cours de la journée, il faut donc remplacer des moments sédentaires par un mode de vie général plus énergique.

- Réveil
- Application sur les cuisses, les fesses, le ventre, de votre crème ou huile minceur, ou simple massage/pétrissage local avec les mains ou avec une boule à massage.
- Corde à sauter pendant 5 minutes, ou jogging de 10 à 12 minutes sans s'arrêter de courir. Dès que vous commencez à marcher, rentrez chez vous, la séance est terminée. Étirements de fin de séance.
- Petit-déjeuner brûle-graisses
- Douche : terminez par un jet d'eau fraîche partout sur le corps. Habillage, maquillage
- Départ maison. Si vous habitez en immeuble, descendez à pied. Rendez-vous au travail à vélo ou en bus (restez debout) ou en métro (prenez les escaliers plutôt que les Escalators, et ce systématiquement. Dans la rame,

restez debout). Arrivée au bureau, rebelote : si vous travaillez en immeuble, empruntez les escaliers plutôt que l'ascenseur, dans la mesure du possible.

- Escaliers (3 étages) le plus vite possible à monter ET descendre.
- Déjeuner brûle-graisses. Remplacez le dessert par un thé nature ou un café long sans sucre, avec éventuellement 1 carré de chocolat noir.
- Escaliers (4 étages) le plus vite possible à monter ET descendre.
- Autant que possible, dans la journée, si vous êtes assise, levez-vous et faites quelques pas. Au moins tous les quarts d'heure ou toutes les 20 minutes.
- Retour à la maison dans les mêmes conditions que votre trajet du matin : restez debout, marchez, faites les 100 pas sur le quai en attendent votre train/métro/bus.
- Dîner brûle-graisses
- 1 heure de balade en marchant tranquillement, dans un environnement calme. Si vous préférez rester chez vous, envisagez d'investir dans un mini-stepper ou, si vous avez des sous et de la place, dans un tapis de marche à installer devant la télé pour bouger pendant que vous regardez vos films, séries ou émissions favoris.
- Au lit ! Chambre aérée et fraîche.

LUNDI

Vos menus

Petit-déjeuner

- Thé vert (nature, sans sucre ni lait)
- Muesli sans sucre ajouté
- Lait (vache, soja, amande...)
- 2 clémentines

Déjeuner

- 1 belle carotte à croquer
- Steak haché à la fondue de poireaux
- Compote pomme abricot (sans sucre ajouté)

Goûter *(facultatif)*

- 1 tasse de thé vert
- 1 banane
- 1 carré de chocolat noir

Dîner

- Soupe brûle-graisses (voir p. 57)
- Salade de pommes de terre tièdes, brochette de bœuf
- 2 kiwis

Aujourd'hui vous faites quoi pour vous ?

Votre mini-programme de « winneuse » du matin (avant la douche) : massage super-déstockage express + corde à sauter + mini-run

Ce trio qui tue la graisse, c'est désormais le vôtre. Dans cet ordre. Associez les 3 armes fatales qui vont vous faire avancer à pas de géante vers votre objectif.

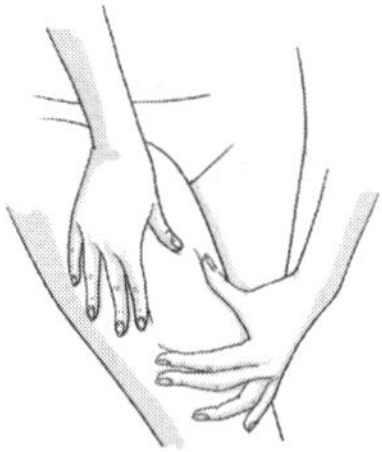

Concernant le running, pas de panique. OK vous n'êtes jamais sortie courir « en semaine » mais vous allez voir, surprise : c'est exactement comme le week-end ! Alternez comme vous le pouvez marche/marche rapide/course comme vous savez désormais le faire. Évidemment, plus vous courez, moins vous marchez, et donc plus vous brûlez.

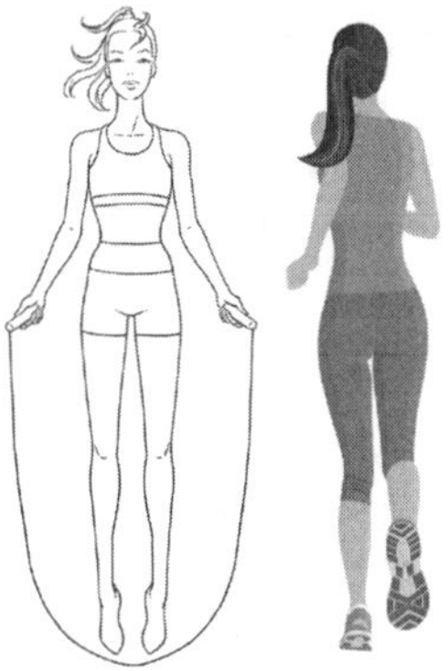

Super-bonus : vous allez avoir une patate d'enfer pour la journée.

➔ Quels muscles vont brûler vos graisses ?

Tous !

MARDI

Vos menus

Petit-déjeuner

- Thé vert (nature, sans sucre ni lait)
- Flocons d'avoine + lait (2 minutes de cuisson), cannelle
- 2 clémentines

Déjeuner

- Soupe brûle-graisses (voir p. 57)
- Magret de canard aux pêches
- Frisée (salade verte) aux échalotes
- Yaourt nature au bifidus

Goûter *(facultatif)*

- 1 thé vert ou 1 infusion (verveine, menthe… au choix)
- 2 abricots ou 2 clémentines
- 1 poignée de fruits secs (amandes, noisettes, raisons, cranberries…)

Dîner

- Grande salade complète (laitue, morceaux de poulet, tomate, riz…)
- 2 tranches de pain aux céréales, Saint Môret (portion individuelle)
- 1 tisane + 2 carrés de chocolat noir

Aujourd'hui vous faites quoi pour vous ?

Votre mini-programme de « winneuse » du matin (avant la douche) : massage super-déstockage express + corde à sauter + mini-run

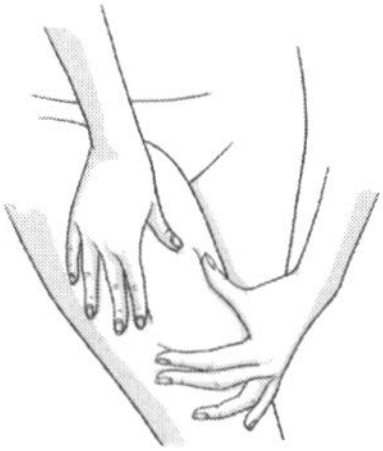

On ne change pas une équipe qui gagne. Belote, rebelote et 10 de der : vous refaites exactement la même qu'hier. Surtout si vous avez quelques courbatures de vos exploits sportifs de la veille, se remuer est encore la meilleure façon de les éliminer.

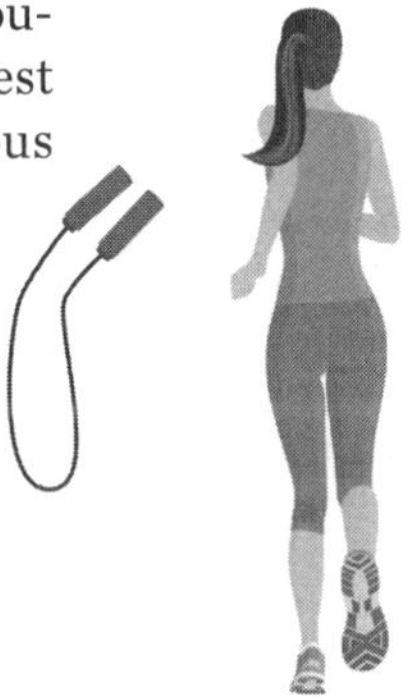

Ne vous tuez pas à la tâche, trouvez votre souffle (la respiration est essentielle), votre rythme. Vous devez vous sentir plus que bien dans votre corps juste après la séance, et lâcher un « rhââââ ! » de bonheur sous la douche, LA récompense de la sportive de haut niveau que vous êtes.

➔ Quels muscles travaillent ?

Tous !

MERCREDI

Vos menus

Petit-déjeuner

- Thé lapsang souchon (= fumé) (nature, sans sucre ni lait)
- 1 œuf coque
- 1 tranche de jambon
- 1 orange

Déjeuner

- Soupe brûle-graisses (voir p. 57)
- Œufs au plat, épinards
- Fromage blanc aux myrtilles

Goûter *(facultatif)*

- 1 tasse de thé vert
- 1 banane
- 1 carré de chocolat noir

Dîner

- Velouté aux lentilles
- Jambon, petits pois
- 1 pomme cuite

Aujourd'hui vous faites quoi pour vous ?

Votre programme : la chaise ce matin !

On essaie de tenir 1 minute ? Avec les cuisses de marathonienne que vous avez maintenant, ça devrait passer tout seul...

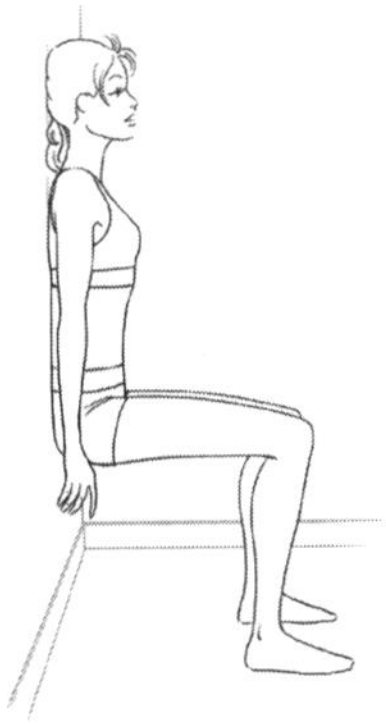

➔ Quels muscles travaillent ?

Les abdos, les cuisses, les fesses.

JEUDI

Vos menus

Petit-déjeuner

- Thé Earl grey (nature ou avec citron, mais sans sucre ni lait)
- 3 tranches de pain aux céréales
- Fine couche de beurre
- Miel
- 1 orange

Déjeuner

- Pot-au-feu (beaucoup de légumes)
- 1 thé ou 1 café et 2 carrés de chocolat noir

Goûter *(facultatif)*

- 1 tasse de thé vert
- 1 banane

Dîner

- Soupe brûle-graisses (voir p. 57)
- 2 tranches de rôti de veau froid, aubergines cuites et froides avec feuilles de menthe fraîches, huile d'olive et ail
- Yaourt au lait de soja

Aujourd'hui vous faites quoi pour vous ?

Votre exercice du matin (avant la douche) : 4 exos au choix

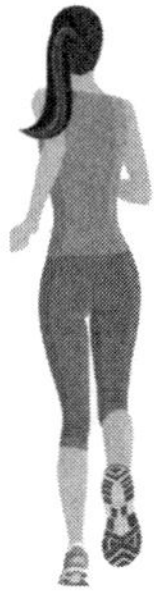

Aujourd'hui c'est à la carte. Corde à sauter, chaise, squat, running, c'est comme vous voulez. Et en route pour 10 à 15 minutes à fond. Le tout précédé de l'application de votre crème minceur et/ou de votre massage minceur comme décrit p. 121.

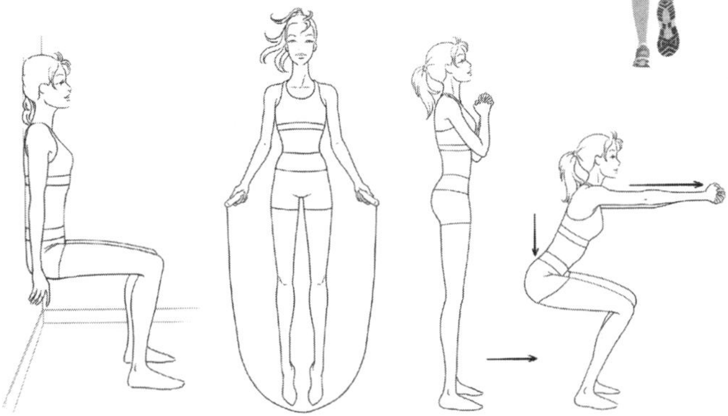

➔ Quels muscles travaillent ?

Ça dépend de votre choix, mais de toute façon, au minimum les abdos, les cuisses, les fesses.

VENDREDI

Vos menus

Petit-déjeuner

- Thé noir (fumé, Ceylan..., nature, sans sucre ni lait)
- 2 tranches de pain aux céréales
- 1 Carré frais
- 1 mini-concombre
- 1 pêche ou 1 orange

Déjeuner

- Salade de cresson
- Blanc de poulet poêlé, haricots plats
- ½ melon (ou billes de melon décongelées)

Goûter *(facultatif)*

- 1 thé vert ou 1 infusion (verveine, menthe... au choix)
- 1 poignée de fruits secs (amandes, noisettes, raisons, cranberries...)

Dîner

- Tomate crue farcie au thon + fromage blanc
- Choucroute de la mer (= choucroute + pavé de saumon)
- 1 pomme râpée au miel

Aujourd'hui vous faites quoi pour vous ?

Votre massage du jour

Mmmmm... un automassage prolongé super-déstockage, ça, c'est bon. S'il vous reste 2 minutes, terminez par une stimulation réflexo des points brûle-graisses. Qu'avez-vous à perdre ?

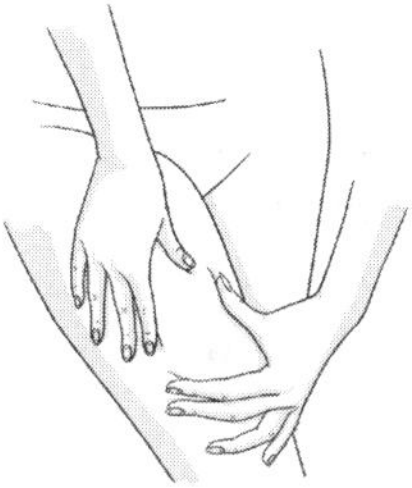

Pied gauche *Pied droit*

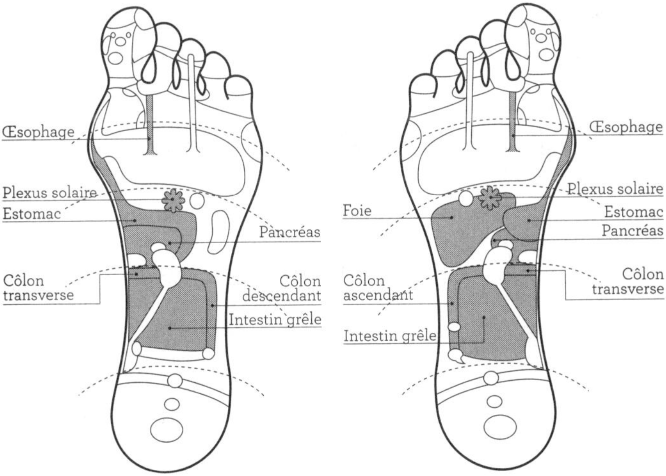

SAMEDI

Vos menus

Petit-déjeuner

- Thé vert (nature, sans sucre ni lait)
- Muesli sans sucre ajouté
- Lait (vache, soja, amande...)
- 2 clémentines

Déjeuner

- 1 belle carotte à croquer
- Grande soupe algérienne (pois chiches, céleri branche, oignon, tomate pelée, huile d'olive)
- Omelette à la pomme (1 jaune + 2 blancs)

Goûter *(facultatif)*

- 1 smoothie fraîchement préparé
- Quelques amandes, noix, noisettes

Dîner

- Edamames (soja frais à poêler, dispos en surgelés)
- Chili con carne (boîte de haricots rouges + bolo dans une casserole)
- 1 petite grappe de raisin blanc ou 1 poire

Aujourd'hui vous faites quoi pour vous ?

Votre exercice du jour : running round 3

Vos pieds y vont désormais tout seuls. C'est parti ! Passez aujourd'hui à 30 minutes, toujours en alternant marche lente (seulement au tout début), marche rapide/course/marche rapide/course...

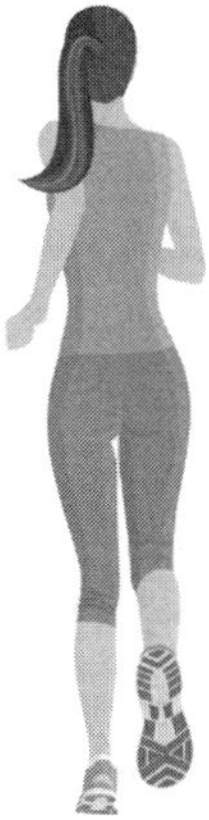

Attention, la phase « course » ne signifie toujours pas de partir en sprint, vous devez avoir une toute petite foulée afin de ne pas vous épuiser : c'est LE secret du démarrage en jogging. Courez donc quasiment à la même vitesse que lorsque vous marchez vite. Vous allongerez la foulée naturellement d'ici quelques semaines. Oui Madame, on peut parfaitement courir lentement. Exactement comme les chevaux qui passent au « petit galop » vont à peine plus vite que le trot. Le triple galop, c'est pour après !

➔ Quels muscles travaillent ?

Tous ! C'est ça qui est bien !

PS : Toujours pas convaincue par le running ? À la place, faites la marche aquatique de demain matin. Vous la referez demain !

DIMANCHE

Vos menus

Petit-déjeuner

- Thé de Chine (nature, sans sucre ni lait)
- 1 œuf coque
- 1 tranche de jambon
- 1 tomate

Déjeuner

- Pamplemousse au crabe
- Grosses crevettes au citron (filet de citron et citron confit)
- Fromage blanc, coulis de mangue

Goûter *(facultatif)*

- 1 tasse de thé vert
- 1 banane
- 1 carré de chocolat noir

Dîner

- Soupe brûle-graisses (voir p. 57)
- Poulet à la figue
- 1 tranche d'ananas chaud à la poudre d'amande (poêlée)

À faire ce soir : préparez une dernière tournée de soupe brûle-graisses pour les 4 prochains dîners

Aujourd'hui vous faites quoi pour vous ?

Votre programme : un grand bol d'air 100 % nature

C'est dimanche, tous dehors et on s'active ! Une grande balade dans la forêt, une randonnée (pourquoi pas aquatique) en bord de mer, du VTT... Si vous pouvez vous sauver toute la journée, c'est encore mieux. Votre déjeuner est conçu pour filer dans une boîte repas, alors ne boudez pas votre plaisir !

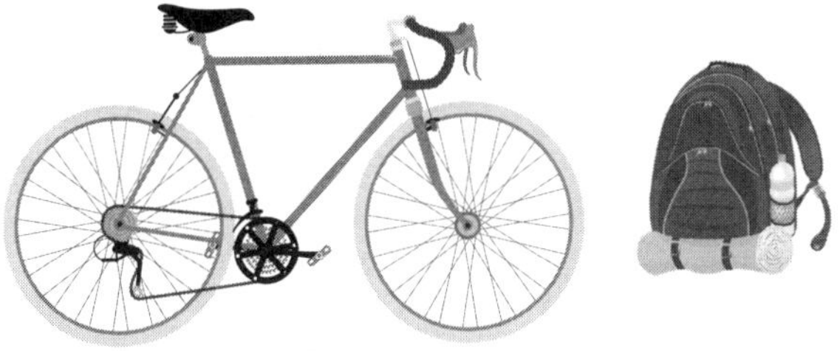

Il pleut des cordes ? Pas grave, reportez-vous sur la marche aquatique, comme dimanche dernier.

➔ Quels muscles travaillent ?

Les abdos, les cuisses, les fesses, le haut du dos.

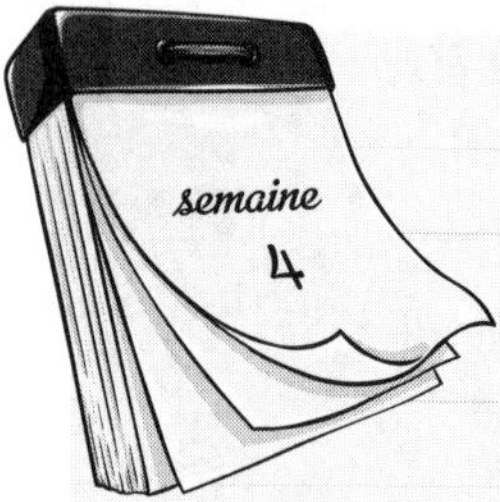

UNE JOURNÉE TYPE

Dernière ligne droite. Continuez sur votre lancée, vous êtes parfaite. Cette semaine, vous consolidez les acquis… et regardez fondre les bourrelets ! Adieu poignées d'amour, bedaine, gros bras, double menton !

- Réveil
- Application sur les cuisses, les fesses, le ventre, de votre crème ou huile minceur, ou simple massage/pétrissage local avec les mains ou avec une boule à massage.
- Corde à sauter pendant 5 minutes, ou jogging de 10 à 12 minutes sans s'arrêter de courir. Dès que vous commencez à marcher, rentrez chez vous, la séance est terminée. Étirements de fin de séance.
- Petit-déjeuner brûle-graisses
- Douche : terminez par un jet d'eau fraîche partout sur le corps. Habillage, maquillage
- Départ maison. Si vous habitez en immeuble, descendez à pied. Rendez-vous au travail à vélo ou en bus (restez debout) ou en métro (prenez les escaliers plutôt que les Escalators, et ce systématiquement. Dans la rame, restez debout). Arrivée au bureau, rebelote : si vous

travaillez en immeuble, empruntez les escaliers plutôt que l'ascenseur, dans la mesure du possible.

- Escaliers (3 étages) le plus vite possible à monter ET descendre
- Déjeuner brûle-graisses. Remplacez le dessert par un thé nature ou un café long sans sucre, avec éventuellement 1 carré de chocolat noir.
- Escaliers (4 étages) le plus vite possible à monter ET descendre.
- Autant que possible, dans la journée, si vous êtes assise, levez-vous et faites quelques pas. Au moins tous les quarts d'heure ou toutes les 20 minutes.
- Retour à la maison dans les mêmes conditions que votre trajet du matin : restez debout, marchez, faites les 100 pas sur le quai en attendent votre train/métro/bus.
- Dîner brûle-graisses
- 1 heure de balade en marchant tranquillement, dans un environnement calme. Si vous préférez rester chez vous, envisagez d'investir dans un mini-stepper ou, si vous avez des sous et de la place, dans un tapis de marche à installer devant la télé pour bouger pendant que vous regardez vos films, séries ou émissions favoris.
- Au lit ! Chambre aérée et fraîche.

LUNDI

Vos menus

Petit-déjeuner

- Thé vert (nature, sans sucre ni lait)
- Flocons d'avoine + lait (2 minutes de cuisson), cannelle
- 2 clémentines ou 2 belles prunes

Déjeuner

- 1 belle carotte à croquer
- Papillote de truite, riz basmati à la tomate
- 1 tartine de pain chaud (grille-pain) avec framboises écrasées

Goûter *(facultatif)*

- 1 thé vert ou 1 infusion (verveine, menthe... au choix)
- 2 abricots ou 2 clémentines
- 1 poignée de fruits secs (amandes, noisettes, raisons, cranberries...)

Dîner

- Soupe brûle-graisses (voir p. 57)
- Poulet au romarin, tomates poêlées aux herbes provençales
- 1 infusion nature (verveine, tilleul...) accompagnée de 2 morceaux de chocolat noir

Aujourd'hui vous faites quoi pour vous ?

Votre exercice du matin (avant la douche) : le squat + la chaise + le saut

Cette semaine on poursuit le travail sur les cuisses, en reprenant nos fondamentaux : le squat + la chaise + un peu de saut à la corde. Ça ne devrait plus vous faire peur maintenant ?

Essayez d'enchaîner 3 ou 4 squats, 1 chaise de 1 minute et 2 à 3 minutes de saut à la corde. Ah ! ça réveille hein ?

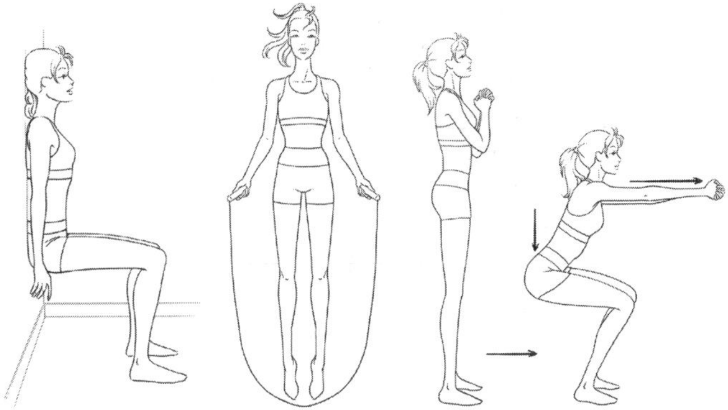

Quels muscles travaillent ?

Tous, surtout les cuisses, et aussi les abdos, les fesses.

MARDI

Vos menus

Petit-déjeuner

- Thé Earl grey (nature ou avec citron, mais sans sucre ni lait)
- 3 tranches de pain aux céréales
- Fine couche de beurre
- Miel
- 1 orange

Déjeuner

- 1 petite pomme à croquer
- 1 steak haricots verts et pommes de terre vapeur (filet d'huile d'olive, sel, poivre)
- 1 café ou 1 thé sans sucre avec 2 amandes et 1 carré de chocolat noir

Goûter *(facultatif)*

- 1 thé vert ou 1 infusion (verveine, menthe... au choix)
- 2 abricots ou 2 clémentines
- 1 poignée de fruits secs (amandes, noisettes, raisons, cranberries...)

Dîner

- Soupe brûle-graisses (voir p. 57)
- Chili con poisson (= 1 pavé de cabillaud, haricots rouges en boîte)
- 2 tranches d'ananas

Aujourd'hui vous faites quoi pour vous ?

Votre exercice du jour : le running

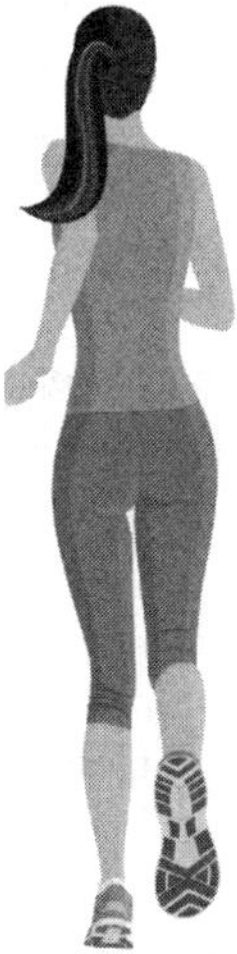

C'est parti pour 15 minutes dehors. Cette semaine, on n'est plus des mickeys : on lâche la marche, lente et rapide, pour démarrer direct en trottinant. Et on n'arrête jamais de trottiner, on reste en mode « running » tout le temps de la séance. Souvenez-vous du secret pour que ça marche sans rentrer cramoisie et hors d'haleine à la maison : trottinez lentement. LENTEMENT ! Mais sûrement...

Buvez un grand verre d'eau de retour à la maison, puis filez à la douche. S'il vous reste 5 minutes, offrez-vous un petit automassage vite fait, où vous savez. Toujours ça de pris...

MERCREDI

Vos menus

Petit-déjeuner

- Thé vert (nature, sans sucre ni lait)
- Muesli sans sucre ajouté, lait (vache, soja, amande...)
- 2 clémentines ou 2 abricots

Déjeuner

- Céleri râpé, jus de citron, ciboulette
- Aile de raie, courgette, basilic
- 1 café ou 1 thé sans sucre avec 2 amandes et 1 carré de chocolat noir

Goûter *(facultatif)*

- 1 thé vert ou 1 infusion (verveine, menthe... au choix)
- 2 abricots ou 2 clémentines
- 1 poignée de fruits secs (amandes, noisettes, raisons, cranberries...)

Dîner

- Soupe brûle-graisses (voir p. 57)
- 1 filet de cabillaud + tomates séchées et courgettes
- 1 compote de pomme sans sucre ajouté

Aujourd'hui vous faites quoi pour vous ?

Votre exercice du matin (avant la douche) : le trio comme avant-hier

On ne lâche rien, on transpire, on se remue, et on garde le sourire !

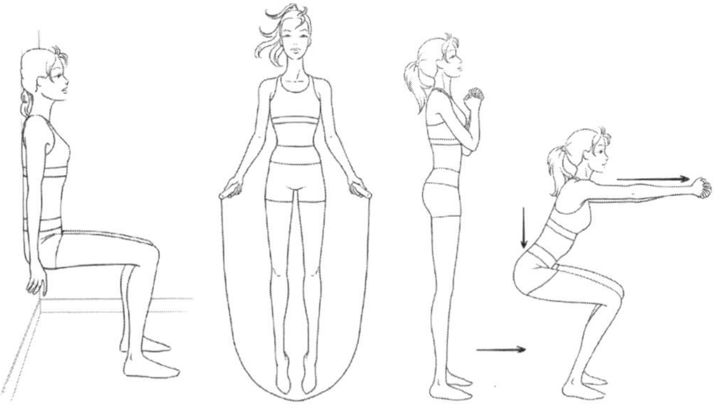

Quels muscles travaillent ?

Tous, surtout les cuisses, et aussi les abdos, les fesses, aucune raison que ça change par rapport à hier !

JEUDI

Vos menus

Petit-déjeuner

- Thé de Chine (nature, sans sucre ni lait)
- 1 œuf coque
- 1 tranche de jambon
- 1 kiwi ou 2

Déjeuner

- 1 petite pomme à croquer
- Grosse salade Caesar (doucement sur la sauce, forcez sur le poulet)
- 1 café ou 1 thé sans sucre avec 2 amandes et 1 carré de chocolat noir

Goûter (*facultatif*)

- 1 thé vert ou 1 infusion (verveine, menthe… au choix)
- 1 banane

Dîner

- Soupe brûle-graisses (voir p. 57)
- Cabillaud au curcuma + riz basmati au curry
- 2 petits-suisses au sirop d'érable

Aujourd'hui vous faites quoi pour vous ?

Votre exercice du jour : le shadow boxing

Ça, c'est très amusant et sacrément brûle-graisses. C'est très simple, debout chez vous, face à votre miroir, vous boxez un partenaire imaginaire. Des coups droits, des uppercuts, des coups sur le côté, tout est bon pour le faire tomber, l'anéantir. Pensez aussi à vous protéger en ramenant devant votre visage vos mains, sans cesse en mouvement puisque vos bras s'agitent non-stop. Astuce : si vous faites du shadow boxing nue, cela vous donnera encore plus la rage de « frapper les graisses » pour qu'elles s'écroulent. En plus vous aurez une vision lucide et réaliste de votre corps : comment il bouge, comment vous le maîtrisez... Après ces 3 semaines passées d'activité il devrait avoir récupéré sinon toute sa superbe, au moins une certaine agilité, musculature et fermeté. Admirez, c'est votre travail, c'est vous qui l'avez fait !

Une bonne séance de shadow boxing dure environ 10 minutes. Sautillez tout le temps sur place et frappez, frappez, frappez...

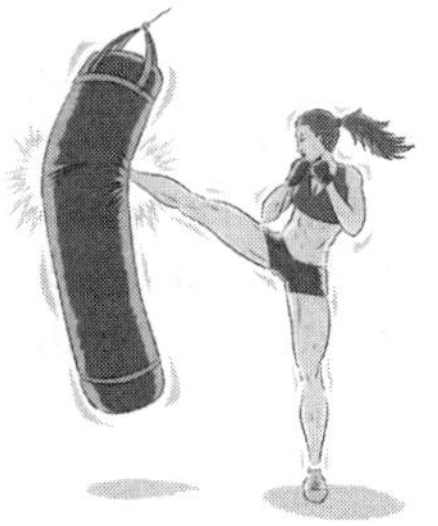

VENDREDI

Vos menus

Petit-déjeuner

- Thé Earl grey (nature ou avec citron, mais sans sucre ni lait)
- 3 tranches de pain aux céréales
- Fine couche de beurre
- Miel
- 1 orange

Déjeuner

- 1 belle carotte à croquer
- Veau + romarin et poêlée pommes de terre, champignons sauvages
- 1 yaourt nature
- 1 café ou 1 thé sans sucre avec 2 amandes et 1 carré de chocolat noir

Goûter *(facultatif)*

- 1 smoothie frais (pas un jus !)
- 1 barre de céréales « haut de gamme » (sans sucre ajouté)

Dîner

- Salade d'endives toute simple
- Aiguillettes de canard poêlées + poivrons, germes de soja et champignons
- Salade fine d'orange, cannelle et eau de fleur d'oranger

Aujourd'hui vous faites quoi pour vous ?

Grand automassage super-déstockage : tout doit disparaître !

On malaxe, on pétrit, on presse, on masse… Faites-nous honneur, plus que 2 jours de programme et on vous décerne une médaille !

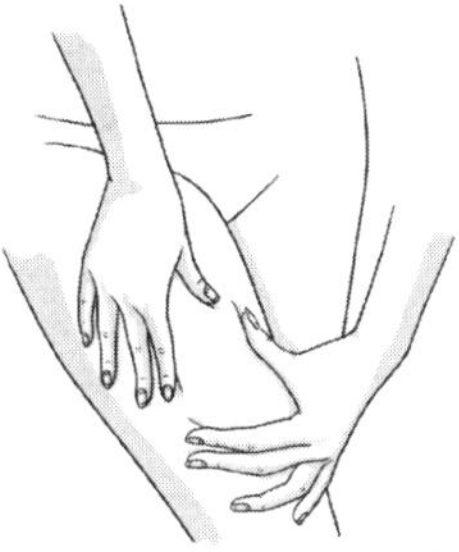

SAMEDI

Vos menus

Petit-déjeuner

- Thé vert (nature, sans sucre ni lait)
- Flocons d'avoine + lait (2 minutes de cuisson), cannelle
- 2 clémentines ou 5 mirabelles

Déjeuner

- Tomate à la croque au poivre
- Brandade de sardine (écrasez 1 boîte de sardines entières à l'huile d'olive, bien égouttées, avec 3 belles pommes de terre vapeur)
- 1 fromage blanc au coulis de mangue

Goûter *(facultatif)*

- 1 smoothie frais (pas un jus !)
- 1 poignée d'amandes et noisettes

Dîner

- Mini-soupe de poisson nature (ni gruyère ni rouille ni croûtons)
- Omelette baveuse aux champignons, salade verte
- Prunes fondues à la casserole avec cannelle (sinon, pomme cuite)

Aujourd'hui vous faites quoi pour vous ?

Votre exercice du jour : le running aquatique super brûle-graisses

Vous savez désormais courir, et donc connaissez le secret du sport le plus brûle-graisses... et vous avez expérimenté que marcher dans l'eau affine et désinfiltre jambes, chevilles, hanches. Croyez-moi, avec le running brûle-graisses, on vous a gardé le meilleur pour la fin : super-efficace, super-facile, et super-plaisant... mais nécessite des bonnes cuisses, vous allez le constater tout de suite. Ce n'est pas un problème pour vous, les vôtres sont en béton armé grâce aux squats, chaises et j'en passe.

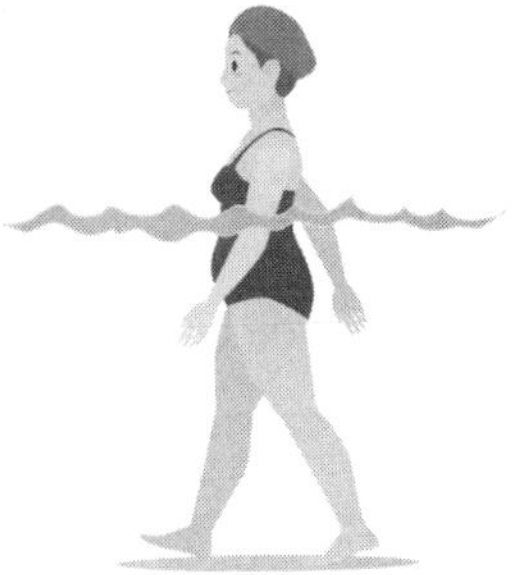

Alors le mode d'emploi est simple : vous entrez dans l'eau, et vous courez. Pas sur place, vous courez en avançant, en reculant parfois si vous voulez ! Bon courage ☺ ! On ne veut pas vous voir sortir de l'eau avant 30 minutes. En revanche vous avez le droit de vous offrir quelques moments de repos en marchant simplement. Mais on ne veut repérer personne statique en train de rêvasser.

➔ Quels muscles travaillent ?

Les cuisses, les fesses, le ventre, le dos.

DIMANCHE

Vos menus

Petit-déjeuner

- Thé noir (fumé, Ceylan..., nature, sans sucre ni lait)
- 2 tranches de pain aux céréales
- 1 Carré frais
- 1 tomate
- 1 pêche ou 1 orange

Déjeuner

- Soupe de pois à la menthe
- Jambon à l'os, haricots verts à l'ail
- 1 café ou 1 thé sans sucre avec 2 amandes et 1 carré de chocolat noir

Goûter (facultatif)

- 1 thé
- 1 part de brioche du boulanger

Dîner

- Cœur de salade
- Sandwich pain de mie complet, œuf dur émietté, concombre
- Smoothie banane/poire/cannelle

Aujourd'hui vous faites quoi pour vous ?

Votre programme : un grand bol d'air 100 % nature

Allez hop, dehors tout le monde ! Avec les rollers, la trottinette, le vélo, ou simplement vos pieds, aucune importance du moment que je ne vous revois pas avant ce soir...

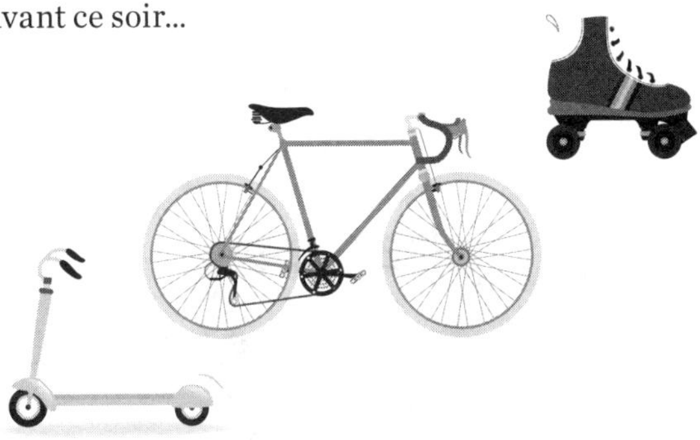

Il pleut des cordes ? Pas grave, passez en mode « verticale ». La verticale, c'est une course à pied dans les escaliers. Ce n'est pas une blague, ça existe bel et bien, il y en a même une à la Tour Eiffel ! Le principe vous le connaissez déjà : vous partez du rez-de-chaussée et vous montez une dizaine d'étages en courant. Si vous habitez une maison, vous montez un étage en courant, redescendez, remontez, etc. Facile mais épuisant.

➔ Quels muscles travaillent ?

Tous.

BRAVO !

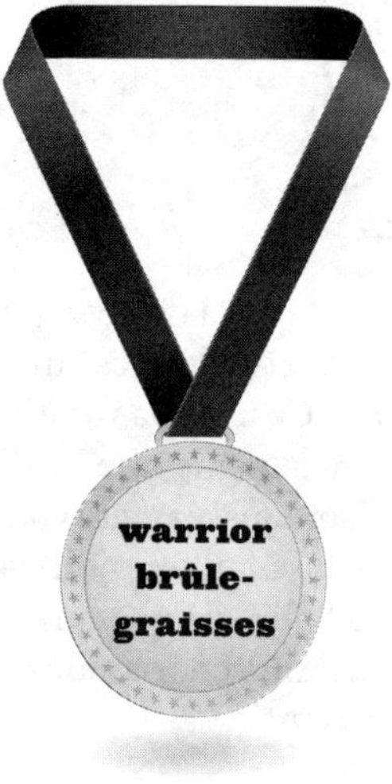

TABLE DES MATIÈRES

Chapitre 4

3 EXERCICES BRÛLE-GRAISSES AQUATIQUES + 1 RECETTE GREEN SMOOTHIE DÉTOX

Téléchargez vite votre supplément « brûle-graisses aquatique » ! La graisse est soluble dans l'eau… La preuve avec ces exercices à faire chaque jour dans l'idéal – évidemment compliqué en dehors des vacances – , ou au moins 1 fois par semaine à FOND. Piscine, mer… c'est vous qui voyez !

+ la recette de votre green smoothie détox

Rendez-vous vite sur la page :

http://quotidienmalin.com/brule-graisses-malin

ou scannez ce code

Achevé d'imprimer par Maury
Dépôt légal : avril 2015
Imprimé en France